50년간 경혈 지압을 시술한 명인의 비책!

코로나19를 예방하는 경혈 지압

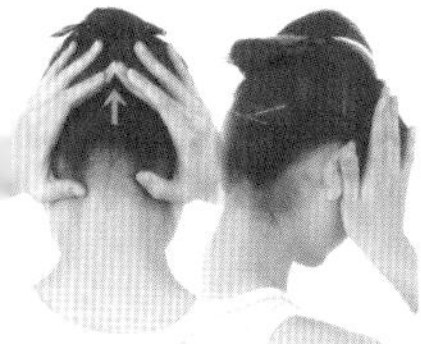

지압 명인 조성훈 編著

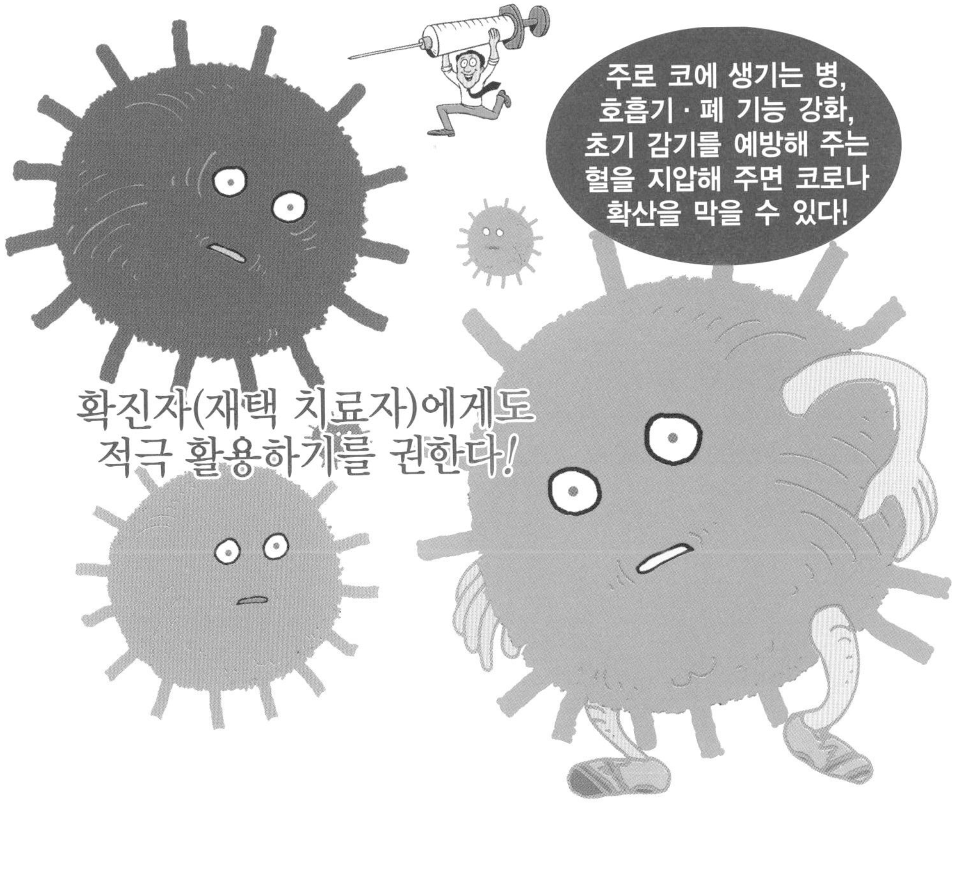
주로 코에 생기는 병,
호흡기 · 폐 기능 강화,
초기 감기를 예방해 주는
혈을 지압해 주면 코로나
확산을 막을 수 있다!
확진자(재택 치료자)에게도
적극 활용하기를 권한다!

머 리 말

2019년 중국 우한에서 발생한 코로나19는 2021년 1월 31일 기준으로 3억7천만 명이 넘는 확진자와 5백6천만 명 이상의 사망자가 발생한 심각한 범유행전염병(Pandemic)이다.

더욱 문제가 되는 것은 코로나19 변이 바이러스인 '델타변이', '오미크론' 등의 변위 바이러스가 계속 발생하여 기존의 코로나19 바이러스보다 전파 속도가 빠른데다 더 심각한 증상을 유발하는 것으로 알려져 있다.

대부분의 감염은 감염자의 기침, 재채기, 말하기, 노래 등을 할 때 발생한 비말(飛沫)을 다른 사람이 밀접 접촉하여 발생한다. 또한 감염자와의 직접 접촉 또는 오염된 물품이나 표면을 만진 후, 손을 씻기 전에 눈 · 코 · 입 등을 만짐으로써 바이러스가 전파된다. 감염자가 있던 밀폐된 공간에 같이 있거나 방문한 경우에도 전염이 된다.

증상은 발열, 권태감, 기침, 호흡 곤란 등 다양한 호흡기 감염증이 나타난다. 그외 가래, 인후통, 두통, 객혈과 오심, 설사 등도 나타난다. 예방법은 손을 자주 씻고, 기침 예절 준수, 씻지 않은 손으로 눈, 코, 입 등을 만지지 말아야 하고 주위 환경을 자주 소독하고 환기해야 한다.

또한 감기 기운이 느껴지면, 소금물로 가글을 자주 하고 뜨거운 물이나 생강차를 수시로 마시는 것도 감기와 '코로나19'가 예방된다.

저자는 1970년부터 82세가 된 2022년 현재까지 50여 년 시간을 지압을 통해, 병원에 가도 치료가 되지 않거나 병원을 가까이 가지 못하는 어려운 지역 사회 주민들이 받는 육체적 고통을 덜어줌으로써 사회에 봉사하는 삶을 살고 있다. 최근에는 경혈 지압을 통해 코로나 극복을 위한 연구 활동을 활발히 하고 있다.

저자는, '코로나19' 는 그다지 무서운 병이 아니라 감기에 걸리지 않으면 되는 가벼운 병인데도 그걸 모르고 있기 때문에 우리나라뿐만 아니라 전세계의 많은 사람들이 고통을 받고 있는 것이 안타까워 본 책을 발행하게 되었다.

이 책에서 설명하는 경혈들은 주로 코에 생기는 병, 호흡기 · 폐 기능 강화, 초기 감기를 예방해 주는 혈이다. 따라서 이 경혈들을 찾아서 정성껏 지압하면 감기 증상이 예방되어 '코로나19' 의 확산을 막는데 확실히 도움이 될 것이므로 많이 이용하기를 적극 권한다.

한의학은 한 · 중 · 일 3국을 넘어서 전세계적으로 행해지는 전통 의학이다. 따라서 이제는 인종과 국경을 넘어 전세계인의 사랑을 받고 있다.

이 책은 WHO/WPRO(세계보건기구/서태평양지역 사무처)와 한 · 중 · 일 3국 전문가 회의 결과인 《WHO/WPRO 표준경혈위치》를 반영하였다.

2022년 1월 20일

저자 조성훈

차 례

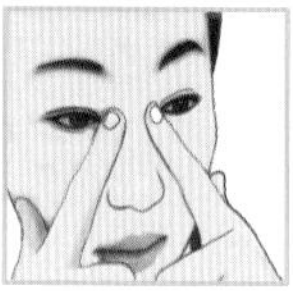
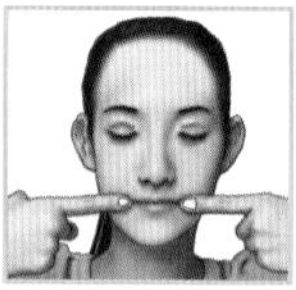
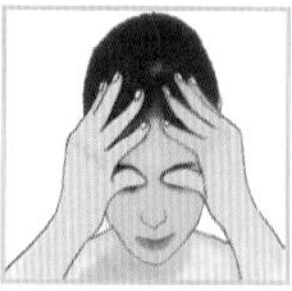
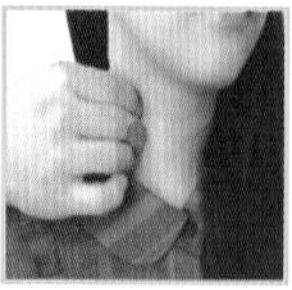

주요 참고 문헌

- 《WHO/WPRO 표준경혈 위치》 한국한의학연구원, 대한침구학회, 경락경혈학회著 WHO 서태평양지역사무처刊
- 《鍼灸處方集 上下》 崔相玉著 正統鍼灸學硏究會刊
- 《經絡經穴學 상용혈 취혈자침》 正統鍼灸學硏究會刊
- 《동양의학의 기초》 옥은성著 신광출판사刊
- 《심주섭 할아버지의 뜨겁지 않은 쑥뜸 치료법》 김용태著 서울문화사刊
- 《韓藥學槪論》 신일상사刊
- 《알기 쉬운 경혈학》 장성환著 성보사(부설 전통의학 연구소)刊
- 《생활 침뜸학》 정민성著 학민사刊
- 《경혈 지압 마사지 324》 산차이원화著 국일미디어刊
- 《지압 건강법》 편집부편 서림문화사刊
- 《지압 동의보감》 김창완 · 김용석著 중앙생활사刊
- 《침술 · 자기 · 지압 건강법》 한국성인병 예방 연구회편
- 《361 지압 경혈 백과》 최수찬著 지식서관刊

경혈의 위치를 찾는 방법

경혈의 위치를 정확히 알기 위해서는 인체의 해부학적(解剖學的) 표지(標識)를 이용하는 방법, 골도분촌법(骨度分寸法), 지촌법(指寸法) 등의 세 가지를 사용한다.

해부학적 표지를 이용한 방법

해부학적 표지란 눈, 귀, 코, 입 등의 윤곽이나 젖꼭지, 배꼽, 뼈의 관절, 근육 등의 명확히 튀어나오거나 오목하게 들어간 곳을 기준으로 하여 기준을 삼는 것을 말한다.

골도분촌법(骨度分寸法)

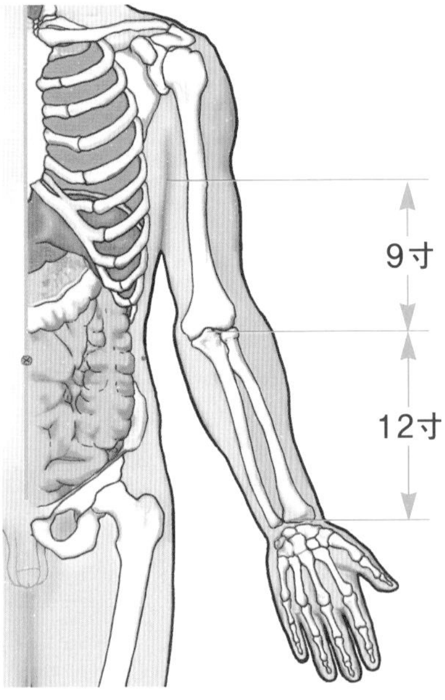

현재의 골도분촌법은 《영추(靈樞) · 골도편(骨度編)》의 저서를 토대로 하여 후대의 의학자들이 수많은 경험과 실험을 통해 개선하여 확정한 것이다.

골도분촌법은 먼저 해부학적인 신체의 특징 등을 이용하여 신체 여러 부분의 길이와 폭을 측정한 후 그림과 같이 정하였다. 그림에서처럼 특정 관절이나 특정 부위의 사이를 같은 비율로 나누는데, 각 기본 단위는 1촌(寸)이다.

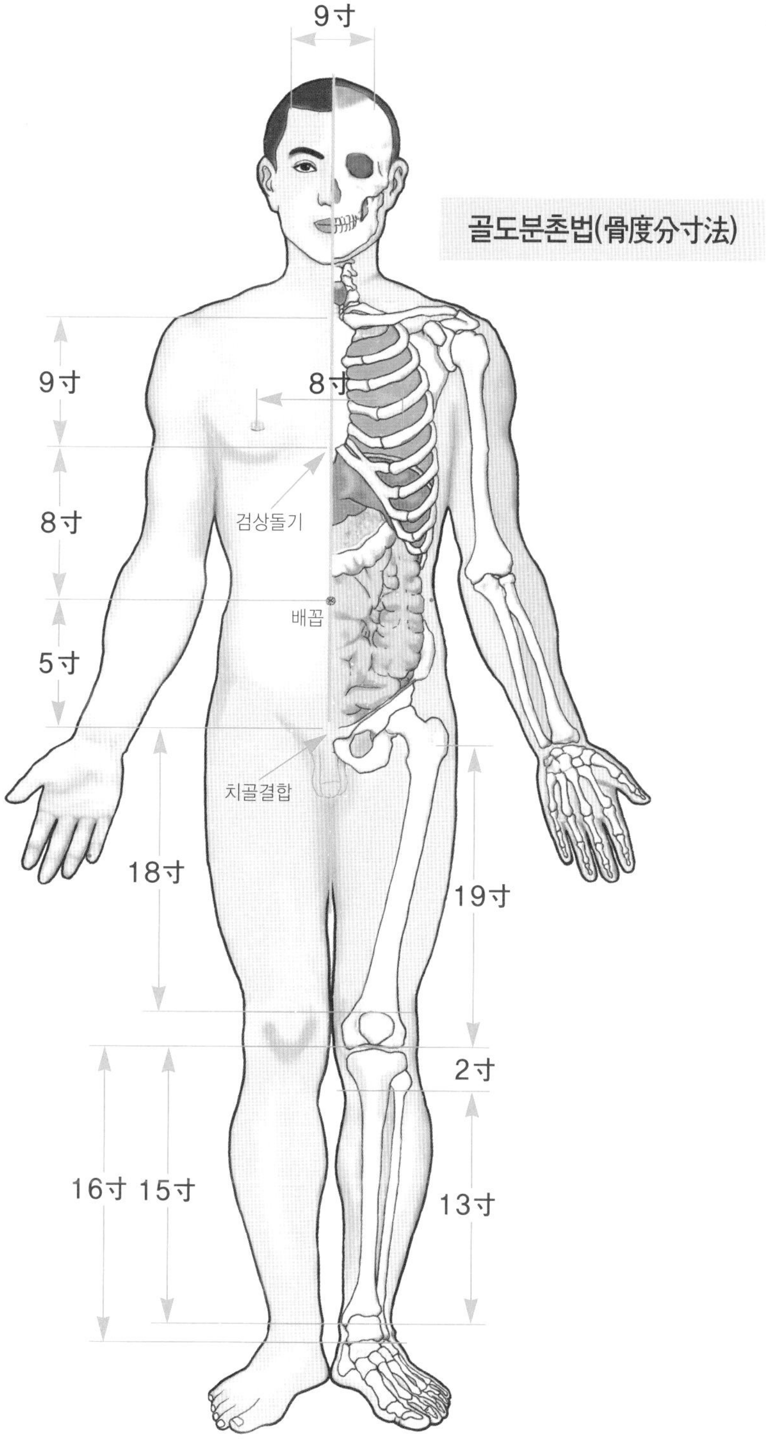
골도분촌법(骨度分寸法)
9寸
9寸
8寸
8寸
검상돌기
배꼽
5寸
치골결합
18寸
19寸
2寸
16寸 15寸
13寸

골도분촌법(骨度分寸法)

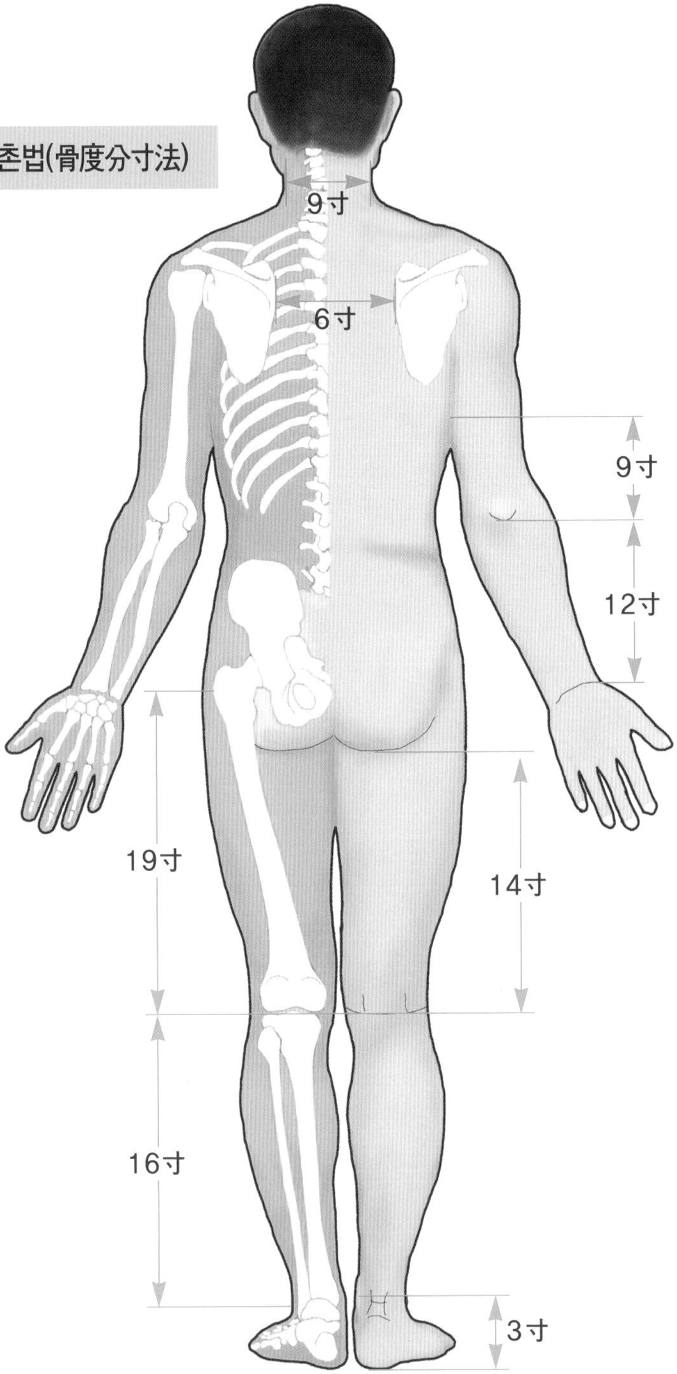

9寸
6寸
9寸
12寸
19寸
14寸
16寸
3寸

골도분촌법으로 경혈을 찾을 때는 반드시 알아야 할 것이 있다.

1. 각 부위의 골도분촌법을 정해져 있다. 이는 무슨 뜻인가 하면, 키가 크든 작은 사람이든, 어른이든 어린 아이든간에 모두 동일 부위의 골도분촌은 같다는 것이다.

예를 들면, 대퇴골의 머리(대전자) 부분에서 무릎까지가 19촌인데 어른도 19촌이고 어린 아이도 19촌이라는 것이다. 또, 뒷목의 넓이가 9촌이므로 목이 아주 넓은 뚱뚱한 사람도 9촌, 목이 가는다란 마른 사람도 역시 9촌이라는 말이다.

2. 골도분촌법(骨度分寸法)의 촌(寸)은 반드시 비율, 혹은 등분으로 보아야지 고정된 길이의 단위로 보아서는 안 된다. 앞의 그림에서 알 수 있듯이 각 부위의 거리가 그림에서는 좁아 보여도 숫자상으로는 촌(寸)의 수가 크므로 이상해 보이지만 잘 이해하면 이것이 정확한 경혈을 찾기 위한 골도분촌법의 고등 수학인 것이다.

3. 골도분촌법으로 경혈을 찾을 때는 반드시 각 부위에 맞는 골도분촌법을 써야 한다.

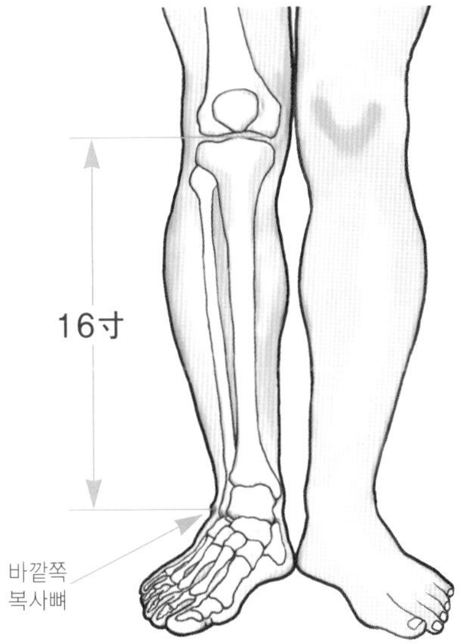

예를 들면 머리 부분의 경혈을 찾을 때는 머리 부분의 골도분촌법을, 즉 몇 촌(寸)인지를 알아야 하고, 다리 부분의 경혈을 찾을 때는 다리 부분의 골도분촌법도 몇 촌인지를 염두에 두고 찾아야 한다.

지촌법(指寸法)

경혈의 위치는 사람 신체의 상황에 따라서 다르기 때문에 시술을 받는 사람의 손가락 크기에 기준을 두고 측정하는 방법이다. 이 방법은 주로 다리 쪽에 있는 경혈의 위치를 찾을 때 사용된다. 따라서 경혈을 취혈할 때, 골도분촌법 외에도 지촌법을 사용하기도 한다.

지촌법에는 중지동신촌(中指同身寸), 무지동신촌(拇指同身寸), 횡지동신촌(橫指同身寸) 등이 있다.

지촌법을 이용할 때는 사람마다 길이와 살찐 정도가 달라서 경혈의 가로와 세로 치수를 정확히 확신할 수 없다.

따라서, 지촌법으로 경혈의 위치를 찾을 때 모순이 나타날 경우에는 반드시 골도분촌법(骨度分寸法)을 기준으로 삼아야 한다.

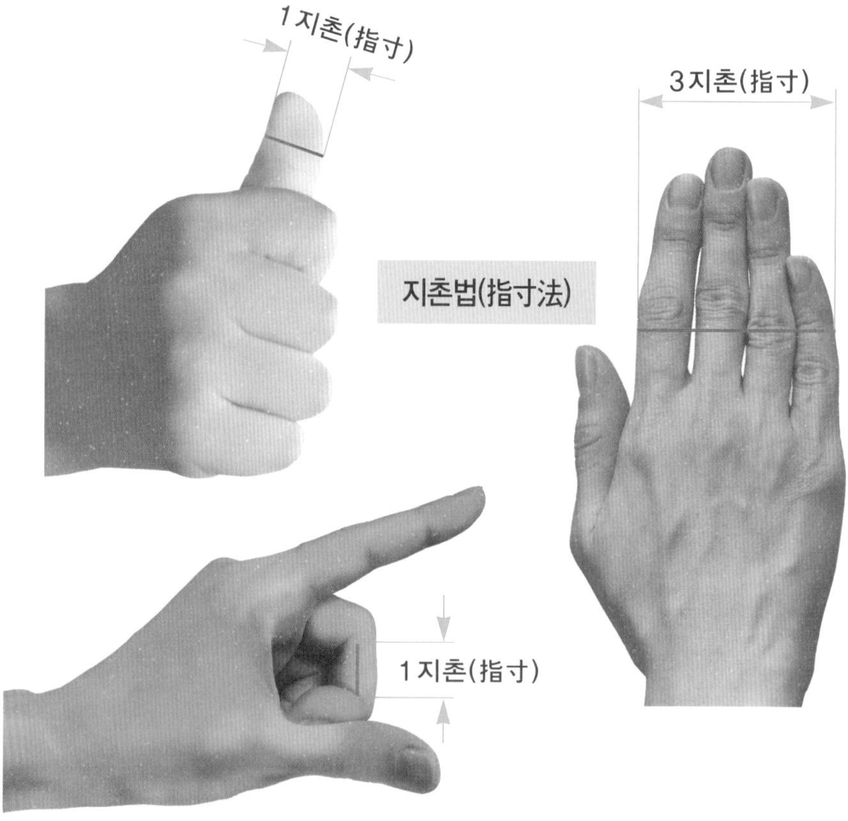

침 요법이란 무엇인가?

침針이란 사람이나 마소 등의 혈을 찔러 병을 다스리는 데 쓰는 바늘처럼 생긴 가늘고 긴 의료 기구를 말한다.

침 요법은 금속으로 만든 쇠꼬챙이, 즉 침으로 사람이나 짐승의 몸의 일정한 부위를 찔러 손재주를 잘 사용하여 경락을 잘 통하게 하고, 기氣와 혈血을 고르게 함으로써 질병을 예방하거나 치유케 하는 의료 행위를 말한다.

침혈을 자극하는 수단에 따라 침의 형태와 규격이 다양하다. 침의 기원은 석기 시대로부터 시작된 것으로 생각된다.

가장 오래된 침구鍼具는 폄석砭石인데, 이것은 돌이나 옥을 갈아서 송곳이나 쐐기 모양으로 작게 만들었다. 이러한 폄석은 피부를 자극하거나 얕게 찔러 피를 내거나 고름을 짜내는 데 쓰였다.

고대 원시 사회에서는 야산이나 어둡고 습기가 많은 곳에 주거하여 여러 가지 풍습통風濕痛이나 칼에 다치거나 찢긴 창상創傷이 많았을 것으로 짐작하면 쉽게 이해할 수 있다. 청동기 시대로 접어들면서 침은 가늘어져 미침微鍼이 생기게 되었다.

≪황제내경黃帝內經≫ 이법방의론異法方宜論에 의하면,

"남방은 날씨가 따뜻하여 만물이 잘 자라며 많은 저습지가 있어 안개와

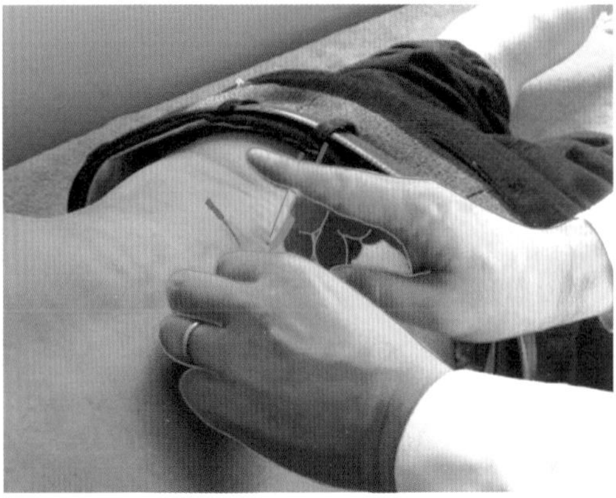

이슬이 많은 곳이다. 그 곳에 사는 사람들은 신 과일과 발효시킨 음식을 좋아하여 피부가 곱고 붉으며, 저려 오는 병이 많아서 그 치료는 마땅히 미침으로 해야 한다. 그러므로 9침九鍼은 남방에서 전하여 온 것이다."라고 기록되어 있다.

따라서 9침은 인체의 기능 장애인 비증(痺證;몸에 마비가 오는 병)을 치료하는 것 외에 일체의 기능적 병변病變을 치료하는 데 이용된다.

그리고 병변은 일정한 부위에서 발생되는 것이 아니라 인체의 피부 · 근육 · 혈맥 · 관절 · 구규(九竅;인체에 있는 아홉 개의 구멍) 등 다양하게 발생하며, 병사(病邪;질병의 요인)의 깊고 얕음의 차이에 따라 침의 형태도 아홉 가지로 나누어졌고, 종류에 따라 질병의 특성에 상응하여 각자의 기능을 가지게 되었다.

침의 종류

전통적으로 이용되어 온 9침은 참침鑱鍼 · 원침圓鍼 · 시침鍉鍼 · 봉침鋒鍼 · 피침鈹鍼 · 호침毫鍼 · 장침長鍼 · 대침大鍼 · 원리침圓利鍼 등이다. 9침은 주로 침 요법에 사용되었을 뿐만 아니라 외과와 안마에도 사용되었다.

9침이 만들어진 다른 원인에는 고대 동양인들이 '9'라는 숫자를 가장 크고 완벽한 숫자로 보았기 때문이다.

9침에 대하여 간략하게 살펴보면 다음과 같다.

① 참침은 피부의 사기邪氣를 빼내는 데 쓰인다. 이 침은 피부를 얕게 찔러서 사혈瀉血하는 데 쓰이며, 머리와 몸에 고열이 있을 때 사용한다. 모양이 화살촉과 같아 전두침箭頭鍼이라고도 한다.

이 침은 주로 피부의 사기邪氣를 빼내어 정기正氣를 안정시키는 데 유용하지만, 너무 깊이 찌르면 인체의 양기陽氣를 상하게 한다.

② 원침은 기육(肌肉:살)에 발생한 기체氣滯를 치료하는 데 쓰인다. 이 침의 형상은 달걀형처럼 둥글면서 가늘다.

원침은 주로 사기가 기육에 있을 때 사용하며, 침끝이 둥글기 때문에 기육의 정기를 해치지는 않는다.

③ 시침은 혈맥의 사기邪氣를 제거하는 데 쓰인다. 형상은 기장[黍]을 닮아 몸체가 길고, 침끝이 약간 둥글고 무디어 혈맥의 사기만을 제거하고 인체의 정기를 상하지 않도록 만든 침이다.

④ 봉침은 사혈하는 데 쓰는 것으로 일명 삼릉침三稜鍼이라고도 한다. 봉침은 사계절을 상징하고 사계절에 팔방에서 불어오는 바람으로 인하여 발생된 혹이나 고치기 힘든 악창惡瘡에 사용한다.

3면에 날이 서 있어서 삼릉침이라고도 하며, 사혈하기에 가장 적당하고 열병과 외과 질환을 치료할 수 있다.

⑤ 피침은 옹종(癰腫;종기) 고름을 제거하는 데 쓰인다. 형상은 칼[劍]을 닮아 검침劍鍼이라고도 하며, 옹종 등을 째 고름을 짜내는 데 유용하다.

⑥ 호침은 비병과 통증 치료에 쓰인다. 호침은 통증과 비병에 유용한데, 형상은 모기나 등에의 입처럼 가늘어 큰 자극 없이 찌를 수 있다는 장점이 있다. 오랫동안 놓아 둘 수 있어 천천히 사기를 없애면서 정기를 회복시킬 수 있다.

그러므로 호침은 주로 정기가 약한 사람의 비증을 치료한다. 호침은 9

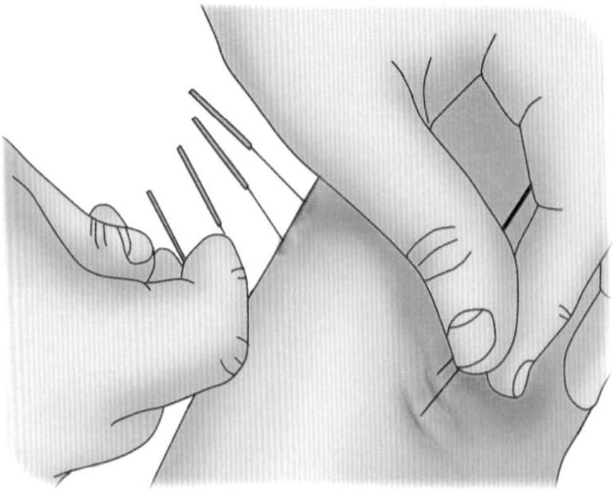

침 가운데 가장 주된 침으로 그 활용 범위 또한 넓어서 현재 사용하는 침치료鍼治療를 대표한다.

⑦ 장침은 한의학에서 사용하는 구침의 일종으로, 큰 관절[大關節] 속에 있는 비증痺症을 치료하는 데 쓰인다.

장침은 바람[風]을 상징하고, 사람의 사지에 있는 여덟 개의 큰 관절에 발생한 비증痺症을 치료하는 데 쓰인다. 길이는 7촌으로 인체의 깊숙한 곳에 있는 비증(痺症;마비증세)에 적절하다.

⑧ 대침은 모든 관절 질환을 치료하는 데 쓰인다. 대침은 9분야[九野]를 상징하고 몸 전체에 있는 병사病邪가 관절 부위에서 생긴 병을 치료한다. 길이는 4촌으로 관절 속에 있는 물[水]을 빼내는 데 쓰인다.

대침은 호침보다 길이가 긴데, 침을 불에 달구어 놓는 화침火鍼 · 번침燔鍼 등에도 쓰인다.

⑨ 원리침은 비증과 옹저(癰疽;종기) 치료에 쓰인다. 원리침은 인체가 허약한 틈을 타서 경맥經脈에 들어온 사기에 의하여 생긴 비증에 사용한다.

가늘고 강하게 만든 침으로, 주로 옹저와 비증, 그리고 뼈마디가 부어서 굽히고 펴지를 못하는 역절풍歷節風 등을 치료한다.

오늘날 사용하는 침의 종류

① 피내침皮內鍼은 피하皮下에 매몰시켜 놓을 수 있는 작은 침이다.

② 전침電鍼은 침 자극과 전기 자극을 결합하여 발전된 침이다.

③ 수침水鍼은 침과 약물 작용을 결합시킨 침이다.

④ 피부침皮膚鍼은 일명 소아침小兒鍼이라고 하는데, 작은 침 5~8개를 동시에 찌를 수 있도록 만들어진 침이다.

또한, 침을 놓는 부위에 따라 사용되는 침도 개발되었는데, 이침耳鍼 · 면침面鍼 · 비침鼻鍼 · 두침頭鍼 · 수침手鍼 · 족침足鍼 등으로, 그 쓰임이 다양해지고 있다.

침의 구조

침의 구조는 대개 다섯 부분으로 나눌 수 있다.

침은 침끝 · 침몸 · 침뿌리 · 침자루 · 침꼬리의 다섯 부분으로 구성되어 있는데, 9침은 모두 다섯 부분으로 이루어지지는 않지만 거의 대부분 이와 비슷한 모양을 갖추고 있다.

침끝[鍼尖 또는 鍼芒]은 침 앞부분의 뾰족한 부분을 가리키며, 침몸[鍼體, 또는 鍼身]은 침끝과 침자루 사이, 즉 침의 대소장단을 나타내는 곳이다.

침뿌리[鍼根]는 침몸과 침자루를 연결하는 부분을 말하며, 침자루[鍼柄]는 침몸의 뒷부분으로 대개 나선상으로 침을 놓을 때 미끄러지지 않게 되어 있다.

침꼬리[鍼尾]는 침자루의 끝으로 온침溫鍼을 놓을 때 쑥을 붙이는 부분이나, 대부분의 침에서는 이 부위가 없다.

피부침은 피하에 매몰시켜 놓을 수 있는 작은 침이다.

뜸이란 무엇인가?

한의학에서 침병을 치료하는 방법의 하나로, 약쑥을 비벼서 쌀알 크기로 빚어 살 위의 혈穴에 놓고 불을 붙여서 열기가 살 속으로 퍼지게 하여 온열溫熱 자극을 줌으로써 질병을 치료한다.

뜸 치료는 불의 이용과 함께 시작되었으며 중국의 춘추 전국 시대부터 애엽(艾葉;쑥)을 재료로 사용하였다는 기록이 있을 정도로 오랜 역사를 지니고 있다.

또한 《황제내경 영추 경수편》과 《상한론》등의 한의학 서적에 구법灸法에 대한 언급이 있는 것으로 보아 한의학 이론이 정립된 초기부터 한의학의 원리에 입각하여 한의학적 치료에 이용되었음을 알 수 있다.

뜸은 태우는 약물의 종류에 따라 여러 가지가 있다. 그 중에서 가장 대표적인 것은 쑥이며, 뽕나무 가지나 복숭아나무를 쓰는 경우도 있다. 또, 직접 태우지는 않더라도 자극성이 강한 개자芥子나 한련초旱蓮草 등을 짓찧어서 붙여 물집을 만들거나 태양 광선을 돋보기 등으로 집중적으로 쏘여 온열 자극을 주는 경우도 있다.

가장 널리 쓰이는 것은 쑥이며, 쑥을 채취 · 건조시켜 곱게 빻은 것을 뭉쳐서 사용하는 애주艾炷와 농축시켜 막대기 모양으로 만든 애권艾卷, 다른 약물을 배합하여 만든 것 등이 있다.

시술 방법은 애주를 직접 피부 위에 올려놓고 연소시키는 방법인 직접염과 애주와 피부 사이에 생강이나 마늘 · 부자 · 소금 등을 놓고 연소시키는 방법인 간접염, 애권을 연소시켜 뜨거운 김을 쏘이는 방법 등이 있다.

이러한 뜸의 종류들은 다양하지만 그 목적은 모두 뜨거운 자극을 얻는 데 있다고 할 수 있다.

애엽艾葉은 맛이 쓰고 매우며, 기운은 따뜻하여 순양純陽의 성질을 가지고 있다. 연소하기 쉽고, 연소 때의 열력이 온화하며, 피부를 통하여 심부深部까지 도달한다. 또한 방향芳香을 가지고 있어서 환자의 정신을 안정시키며 대소의 각각 다른 애주를 만들기 쉽고 어디서나 산출되므로 쉽게 구할 수 있다.

애엽의 성능은 온열한 자극을 주는 데서 가장 큰 특징을 찾을 수 있다. 따라서 모든 한랭성 질환에 유효하며 시술할 때 인체의 기운을 사(瀉;빼냄)하는 침과는 달리, 기운을 보충하여 주는 공효(功效)가 있어서 허약성 질환이나 만성 질환에 효력을 발휘한다.

뜸의 시술에는 직접구와 간접구가 있다.

직접구는 애주를 피부 위에 직접 올려놓고 연소시키는 방법이다. 직접구를 하게 되면 피부에 화상이 생겨 물집이 잡히며 화농이 되는데 이것은 무균성 화농 현상으로 생체의 항병 능력을 증가시켜 치료 효과를 높인다.

그러나 이 창구(瘡口;헐은 곳)에 세균이 침입할 염려가 있으므로 주의해야 한다. 이 방법은 흉터가 생기므로 기피하는 경우가 많은데 꼭 필요한 경우에 시술해야 하며, 특히 만성 위장병이나 체질 허약·해수 천식에 사용하면 좋은 효과를 얻을 수 있다.

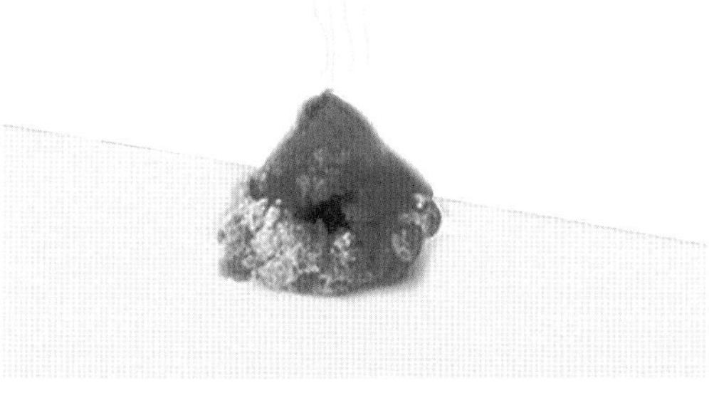

요즈음은 간편하게 시술할 수 있고 흉터를 일으키지 않는 간접구를 많이 사용하는데 자극이 완만하므로 질병의 상태에 따라 반복 시술해야 하

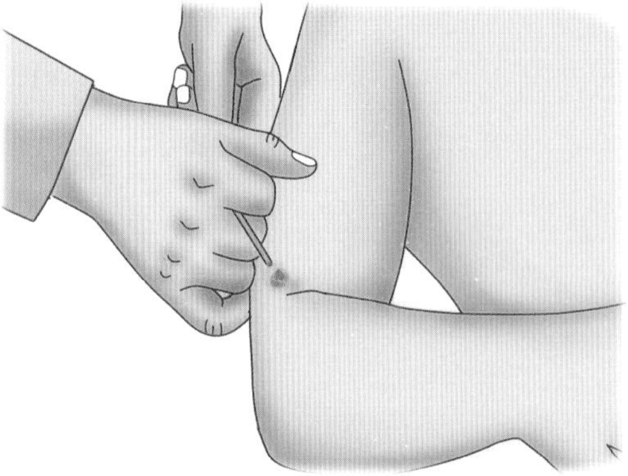

며 복통 · 설사 · 관절 질환 · 마비 등의 치료에 널리 쓰이고 있다.

이러한 뜸의 시술에서는 자극의 양이 적당하도록 조절해야 하고 창구의 보호에 유의해야 하며, 오랜 기간의 시술을 요구하는 경우가 많기 때문에 적절한 계획 하에서 꾸준히 치료해야 한다.

열이 있을 때나 열성 질환이 있을 때, 과도한 피로, 음주 후에는 시술을 피하고 금구혈위禁灸穴位에 대해서도 시술을 금하므로 명확한 지식이 없이는 시술을 삼가야 한다.

뜸(灸法)은 침(刺鍼)으로 효과가 적은 일부 병증에 좋은 효과를 발휘하는데, 혹은 침과 뜸을 병용해서 응용하면 한층 더 그 효과를 높일 수 있다.

흔히 흉터에 대한 인식으로 뜸의 시술을 기피하거나 시술이 간편하다고 하여 뜸의 효과를 과소평가하는 경우가 있는데, 뜸질을 하여야 할 질환에는 이 요법의 시행이 필수적이므로 정확한 진단 하에 꾸준한 시술을 받는다면 반드시 좋은 효과를 거둘 수 있을 것이다.

뜸의 과학적 효능

뜸 요법은 경락과 경혈에 온열 자극을 줌으로써 질병을 치료하는 방법이다. 여기서 알 수 있는 것은 뜸은 침과 다르게 온열적인 자극 방법을 사용한다는 것이다.

또한 뜸의 재료로 주로 쓰이는 것은 쑥인데, 쑥은 경락을 따뜻하게 하여 찬 기운을 제거하고 기혈을 소통시키는 효능이 있다. 혈액이 차가워지면 혈액 순환이 제대로 운행되지 못하여 안면 마비 및 관절 질환 등이 유발되는데, 이러한 경우 뜸을 사용하여 혈액 순환을 도와줌으로써 병이 치료되는 것이다.

쑥뜸의 대표적인 효능

혈액 구성 성분의 변화

뜸은 혈액의 구성 성분의 변화를 일으킨다. 백혈구가 증가하며 적혈구와 혈소판은 초기에는 약간 감소하지만 장기적으로 살펴봤을 때 크게 증가한다. 전반적으로 혈액 산성화를 억제하고 알칼리화를 초래한다.

강심 보혈 작용

심장을 튼튼하게 하고 그 작용을 세게 해주는 강심과 피를 만들어 내는 조혈 작용을 도와 준다. 혈청 중의 말초 혈관 수축성 물질 및 심장 기능 촉진성 물질의 증가를 초래하여 심장이나 혈관의 수축력을 증대시킨다.

면역 작용

혈청 중의 각종 면역 물질을 증가시켜 면역 작용을 돕는다.

진통 작용

국소적인 근육의 긴장, 혈관의 긴장을 풀어줌으로써 통증을 감소시킨다. 또한 뜸에는 근육의 피로를 유발시키는 젖산을 흡수하는 작용이 있는

데 이것으로 근육통에 효과가 있음을 알 수 있다.

뜸의 종류

1. 자극이 강한 왕뜸
2. 융털처럼 곱게 다듬은 쑥으로 만든 애주구
3. 받침대의 색깔에 따라 온도가 다른 애주구
4. 밑부분에 아로마 오일을 바른 향기뜸
5. 직접구로 자극이 강한 미립대
6. 침을 놓은 자리에 뜸을 올린 온침

지압이란 무엇인가?

지압指壓이란 혈류血流를 개선해 기운을 찾아주는 것으로 중국 고대의 황제黃帝라는 신화적인 인물이 최초로 《황제내경黃帝內徑》이란 의학서를 편찬해 백성들을 가르치고 치료했다는 데서 유래되었다.

이 《황제내경》에 의하면 우리 인체는 오장육부와 머리 · 팔 · 다리로 연결하는 기氣의 흐름이 있는데, 지압은 동양 고대의 음양 사상에 따라 신체의 기능을 판단하는 14경락經絡 및 경혈經穴을 근거로 하고 있다.

지압과 안마, 마사지의 차이

지압과 안마는 동양 고래의 음양 사상에 따라 신체의 기능을 판단하는 14경락 및 경혈을 근거로 하고 있고, 외국으로부터 수입된 마사지는 의학

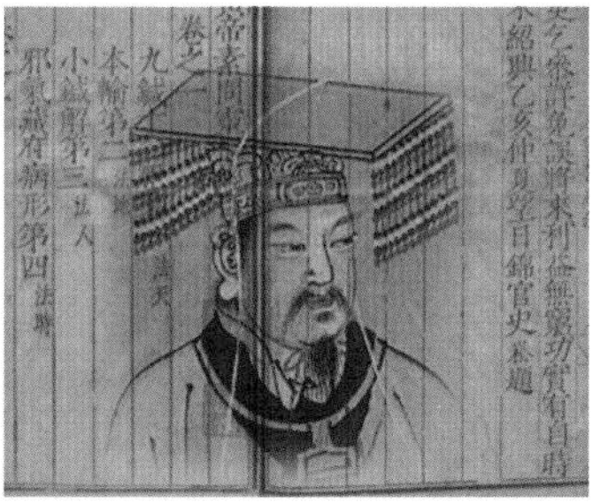

《황제내경》 이후 안마按摩라고 불리던 수기요법이 명나라에 이르러 주로 뼈의 정렬을 다스리는 "추나"로 이름이 바뀌었다가, 지압의 근거가 되는 안마법은 청淸대에 발간된 《의종금감》이라는 의학총서에 자세히 설명되어 있다.

적 이론도 중요하지만 그 근본은 경혈에 있다.

이상의 3가지 시술법을 분류하면 다음과 같다.

안 마

안마는 피로에 의한 뻐근하고 굳은 부위를 풀어주는 것이 주 목적이다. 가볍게 비비기, 주무르기, 두드리기, 흔들기, 압박 등이며, 손을 움직이는 방향은 중추에서 말초신경으로 향하며, 동맥의 흐름과 일치, 14경락에 따르는 것을 원칙으로 한다.

마사지

마사지는 근육과의 관계를 중요시하되, 특히 관절의 운동성 회복에 중점을 둔다. 가볍게 비비기, 등등 안마와 운동법은 비슷하다.

지 압

지압은 근육, 신경, 골격이 주요 시술 대상이다. 특히 골격에 대해서는 척추의 교정을 중요시하며, 누르기 운동법을 기본 기술로 삼는다. 그 밖에 마사지 기법을 응용하며, 또한 국소를 중점적으로 시술하는 경우라도 전체적인 몸 상태를 조절하는 것을 원칙으로 삼고 있다.

이상과 같이 지압과 안마, 마사지가 각기 다른 특색이 있는지를 알아보았으나 가정이나 혼자할 수 있는 지압에서는 굳이 구애받지 않는다.

따라서 이 책에서는 그런 견해는 전문가에게 맡기고 지금부터는 누구나 어느 장소를 가리지 않고 혼자서도 쉽게 할 수 있는 지압법을 설명하겠다.

지압 방법과 순서

1. 접촉한다

접촉한다는 것은 누르기의 준비 동작이며 대체로 손바닥을 사용한다. 접촉 방법은 크게 다음 3가지로 분류된다.

1. 가볍고 부드럽게 접촉함.
2. 가볍고 빠르게 접촉함.
3. 가볍고 자연스럽게 접촉함.

여기서 〈가볍게〉 접촉하는 것이 무엇보다 중요한 동시에 부드럽게 접촉하는 것이 기본이다.

그 이유는, 자기 몸에 지압을 할 때에는 무방하지만 남에게 시술하는 경우 그 피술자가 시술받는다는 불안감으로 인해 마음이 긴장되고 몸이 굳어져 근육이 딱딱해지기 때문이다.

2. 누른다

누른다는 것은 지압의 가장 중요한 단계로서 엄지손가락 머리(엄지 손가락 지문 부분)가 많이 사용되며 다음 3가지로 분류된다.

1. 매우 천천히 누른다.
2. 재빨리 누른다(앞서 설명한 피시술자의 반응을 적게 하기 위함이다).
3. 천천히 누른다(가장 많이 사용되는 방법으로 누르기의 기본).

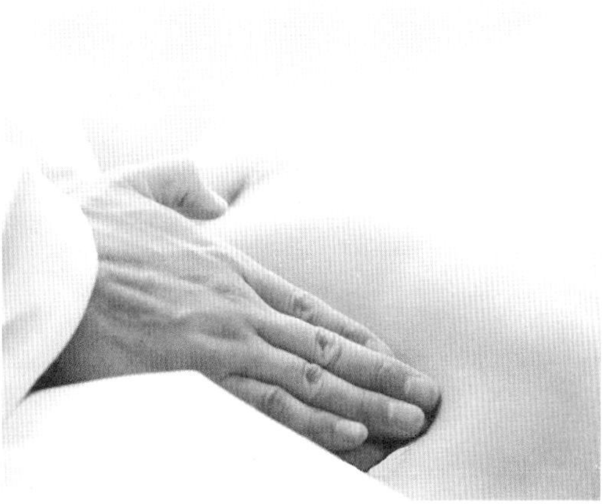

3. 뗀다

여기서도 3종류로 나뉜다.

1. 천천히 뗀다(가압에 의한 자극을 적게 하는 경우에 사용).

2. 갑자기 뗀다(반사 작용을 기대해 갑자기 떼는 것을 말함).

3. 자연스럽게 뗀다(이는 앞의 1~2의 중간 정도를 말하며 지압에서 가장 많이 사용되는 기본 기법이다).

지압할 때의 자세

지압을 할 때 자세를 정확히 하는 것은 무엇보다 치료 효과를 높이는 데 매우 중요하다. 먼저 등과 다리에 지압을 할 때에는 피술자가 전신의 힘을 빼 근육이 긴장되지 않도록 해야 한다.

시술상의 주의 사항

이 밖에 자세한 내용은 본론으로 넘기고 여기서는 시술자는 시술하기 전에 정신을 통일한다는 점과 시술하기 전에 미리 손톱을 짧게 깎거나 손을 깨끗이 하는 등등, 위생 문제에 각별히 신경을 써야 할 것을 당부한다.

초기 감기를 예방하는 13간편 경혈

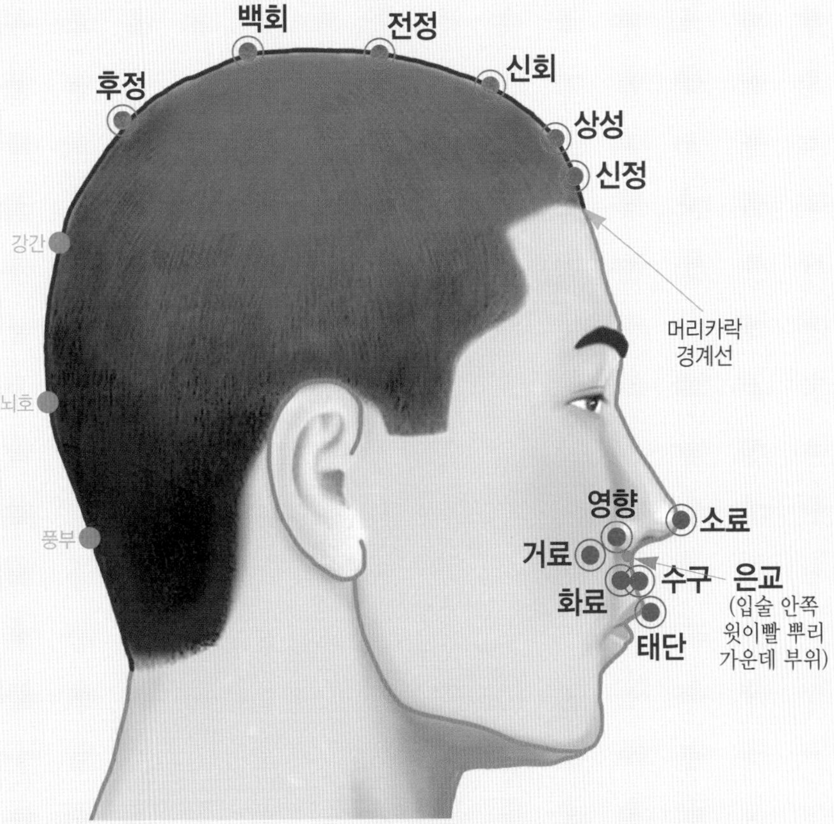

다음 페이지, 즉 소료혈 · 영향혈 · 수구혈 · 화료혈 · 태단혈 · 은교혈 · 거료혈 · 신정혈 · 상성혈 · 신회혈 · 전정혈 · 백회혈 · 후정혈의 13개 경혈은 '간편 경혈'로 머리 부분에 있어서 간단히 찾을 수 있는데, 이 13개 혈을 손가락으로 몇 번씩 눌러만 주어도 초기 감기 증상이 완화된다. 주로 코에 나타나는 증상과 감기를 예방하는 것이 코로나19 확진을 막는 데 도움이 되므로 예방 차원에서 많이 사용하기 바란다!

이 13개 경혈로도 부족하면 이어서 설명하는 경혈들을 차례로 시술해 보면 보도록!

소료(素髎)혈

★초기 감기 증상을 완화시키는 간편 경혈

효능 이 경혈은 열로 인한 비색(鼻塞;코막힘) · 비용(鼻茸;코버섯, 콧속의 물혹) · 비후성 코염 · 코피 등의 콧속 질환에 효과가 있다.

그 밖에 맥립종(麥粒腫;눈꺼풀에 발생하는 염증성 안과 질환) · 다래끼 등의 눈 질환에도 효과가 있으며, 소아경풍으로 인한 의식불명 · 혼궐(昏厥;갑자기 쓰러져서 정신을 잃고 팔다리가 싸늘해지는 증상) · 천식 등에도 잘 듣는다.

혈자리 정중선 위, 콧마루의 제일 도드라진 곳에 있다. 코 끝의 정중앙 지점이다.

침구법 침은 3푼을 놓고 뜸은 뜨지 말아야 한다.〈동인〉
취혈 시 침끝이 코의 연한 뼈에 닿으면 잘 안 들어가고, 또 몹시 아프며 출혈이 잘 되므로 침을 빼는 즉시 눌러준다.

소료혈 찾기

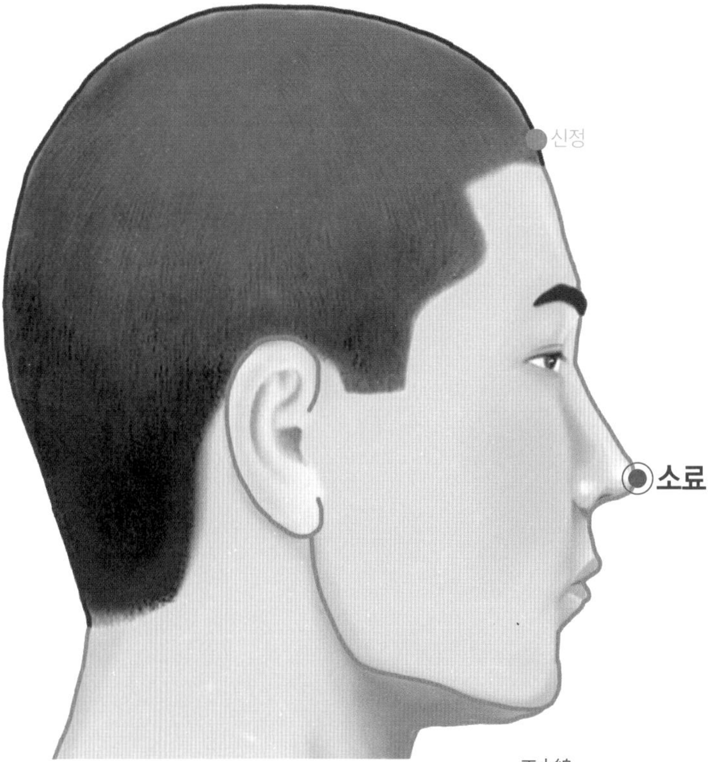

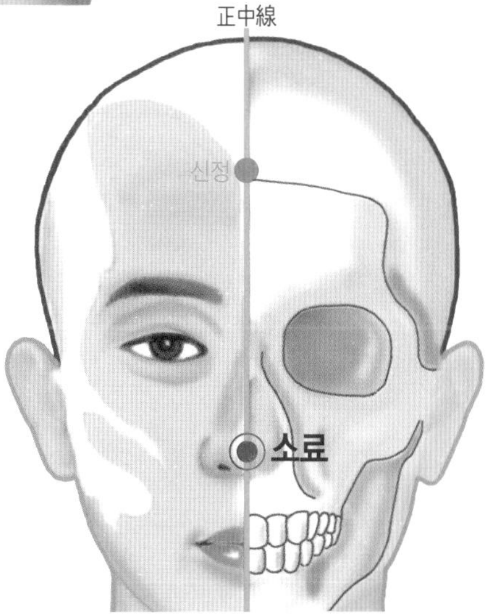

코 주위의 간편 경혈 지압법

지압 요령 지압을 하기 전에 혈자리 주위를 먼저 문지른 다음 지압을 하면 혈액 순환이 잘 되어 효과가 배가된다.

소료혈은 집게손가락이나 가운뎃손가락으로 3초씩 5회 이상 지그시 누른다. **영향 · 수구 · 화료 · 거료 · 태단혈** 등도 양쪽 집게손가락이나 가운뎃손가락으로 **소료혈**보다는 강하게 3초씩 3회 이상 누른다.

은교혈은 입술을 한쪽 손으로 젖히고 이빨 뿌리 부분의 볼록한 곳을 3초씩 3회 이상 눌러준다.

영향(迎香)혈

★초기 감기 증상을 완화시키는 간편 경혈

효능 이 경혈은 후각의 감퇴 등, 코의 여러 가지 증상을 완화시키는 효과가 있어 만성 비염, 비후성 비염, 코막힘, 코피, 급성 비염, 축농증 등에 잘 듣는다.

그 밖에도 습진, 면포성 여드름, 천식, 면종(面腫;얼굴이 붓는 병증), 얼굴이 가려울 때, 얼굴이 부어오르면서 아플 때, 입술이 터질 때, 구안와사, 안면 신경에 관한 증상에도 자주 활용된다.

혈자리 불룩하게 튀어나온 콧방울 바로 옆에 있다.

침구법 침은 3푼을 놓고 3번 숨쉴 동안 꽂아 두며, 뜸은 뜨지 말아야 한다.〈동인〉

침을 놓을 시에는 침끝이 입으로 관통하지 않도록 조심하고, 취혈 시 근육이 움직이면 몹시 아프므로 왼손 손가락으로 침과 근육이 움직이지 않도록 잘 고정시켜야 한다.

영향혈 찾기

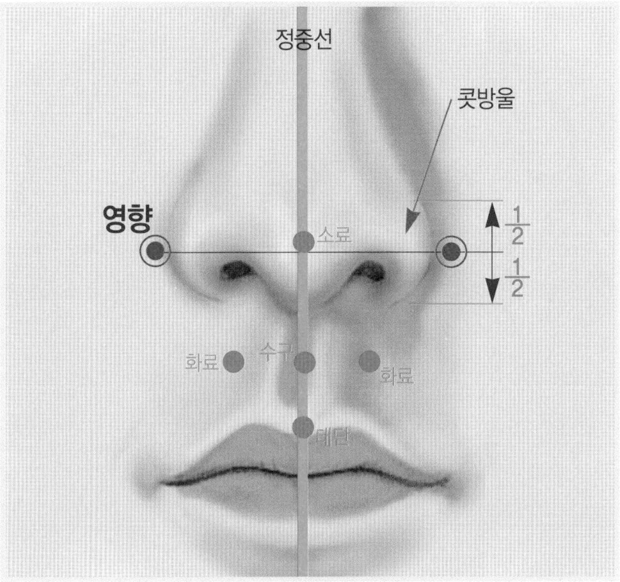

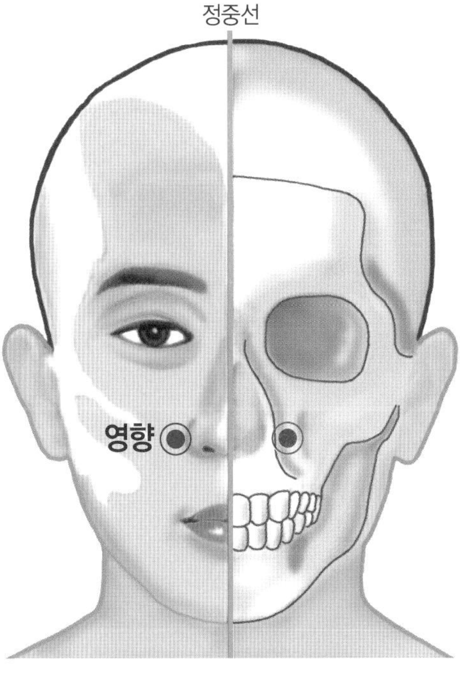

수구(水溝)혈

★초기 감기 증상을 완화시키는 간편 경혈

효능 이 경혈은 인사불성이나 간질, 중풍, 구안와사, 소갈, 소아경풍, 뇌충혈, 뇌출혈, 차멀미, 뱃멀미, 쇼크, 히스테리, 정신이상, 정신분열, 중서(中暑;더위를 먹어서 생기는 병) 등에 효과가 있다. 의식불명 때의 구급혈이다.

그 밖에 요통, 허리와 등이 뻣뻣해지면서 아플 때, 신경통, 입냄새, 입 안이 헐었을 때, 입술이 틀 때, 유연증(流延症;침흘림. 또는 타액 분비 과다), 안면(顔面) 신경마비, 수종(水腫;온몸이 붓는 질환), 얼굴의 부종(浮腫) 등에 잘 듣는다. 특히 풍수(風水)로 얼굴이 부었을 때는 수구혈에 침을 놓으면 곧 낫는다고 한다.〈동인〉

혈자리 정중선 위, 콧마루 아래 윗입술과 코 사이 홈 가운데, 인중의 한가운데에 있다.

침구법 침은 3푼을 놓고 5번 숨쉴 동안 꽂아 두며, 침은 3장을 뜬다.

수구혈 찾기

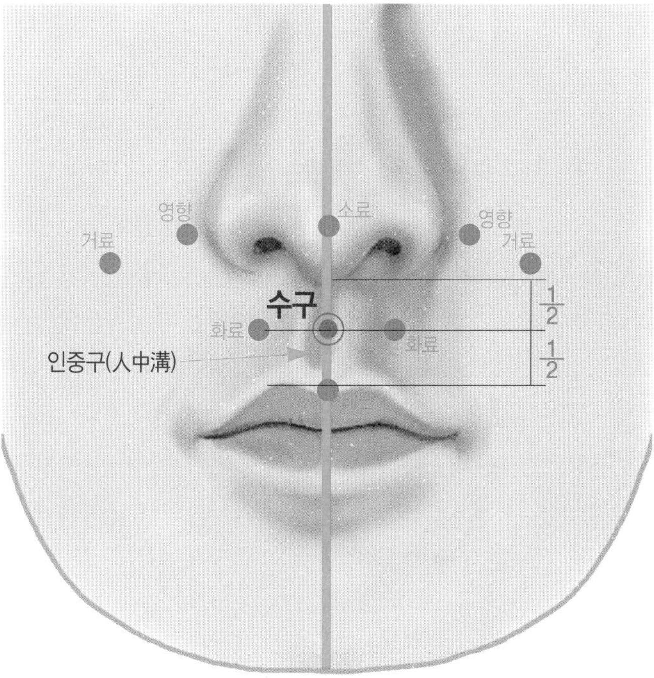

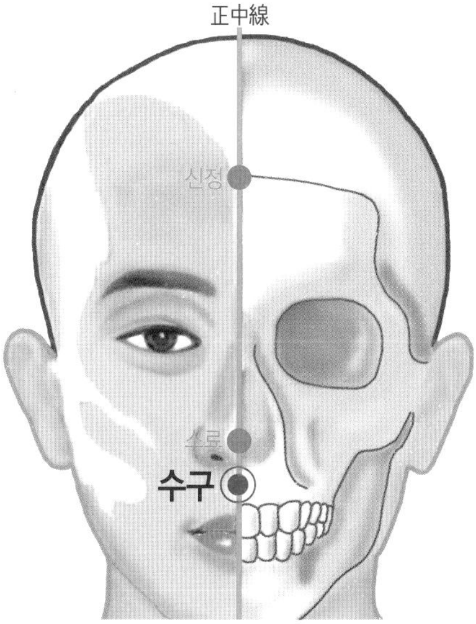

화료(禾髎)혈

★초기 감기 증상을 완화시키는 간편 경혈

효능 이 경혈은 코가 막혀 냄새를 맡지 못할 때, 코피, 비염(鼻炎), 비용(鼻茸;코버섯, 콧속의 물혹), 비치(鼻痔;콧구멍 속에 군살이 생겨 차츰 커지는 병) 등 코의 질환에 효과가 있어서 널리 사용된다.

그 밖에 급·만성 볼거리, 구안와사, 입이 벌어지지 않을 때, 안면(顔面)신경통, 얼굴 앞면의 신경 장애 치료에도 잘 듣는다.

귀 앞에 있는 화료(和髎)혈과 구별되는 이 혈의 침은 인중(人中)이 비뚤어진 사람들에게 많이 사용한다.

혈자리 인중 한가운데에서 양 옆으로 각각 콧구멍 끝의 아래쪽에 있다. 수구혈에서 양 옆으로 0.5촌.

침구법 침은 2푼을 놓고, 뜸은 뜨지 말아야 한다.〈동인〉

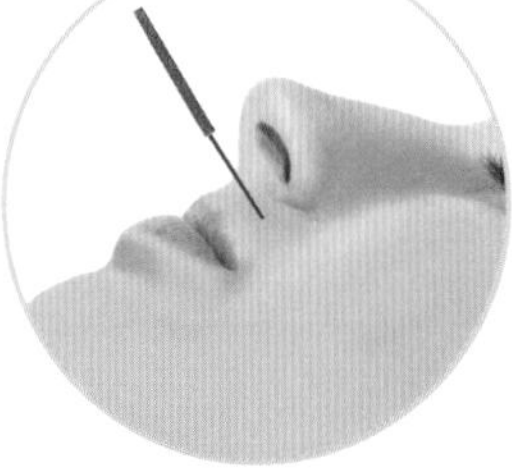

화료혈 찾기

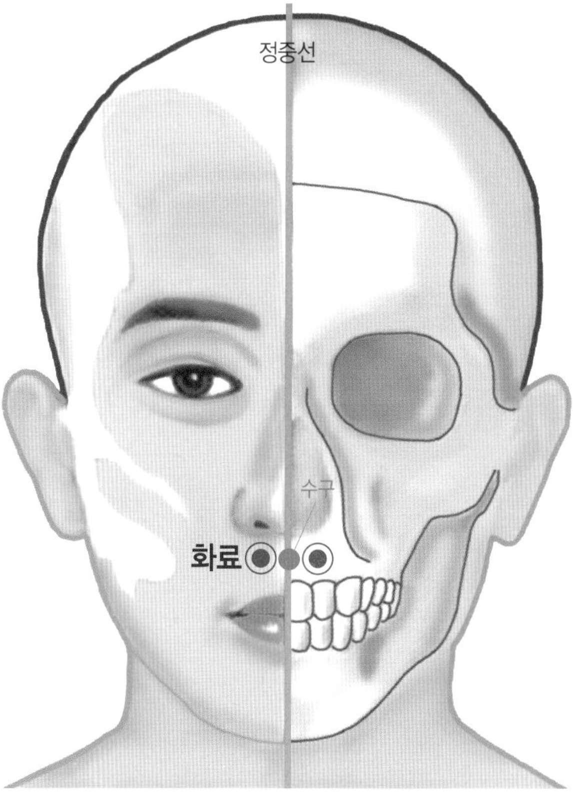

각종 코의 질환 치료법

지압 요령 집게손가락이나 가운뎃손가락으로 약간의 힘을 가해 화료혈을 누르면 된다.

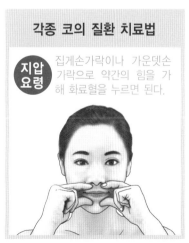

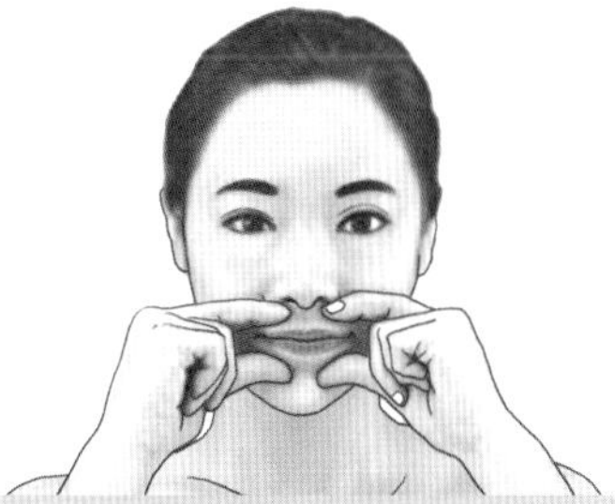

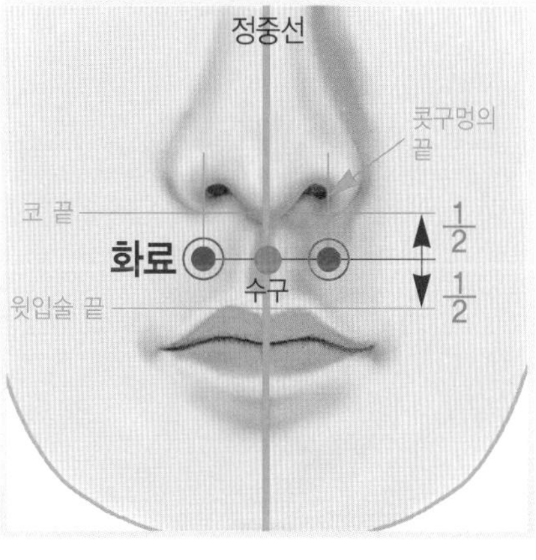

태단(兌端)혈

★초기 감기 증상을 완화시키는 간편 경혈

효능 이 경혈은 입술이 뻣뻣할 때, 잇몸이 부어오르면서 아플 때, 치통, 구내염(口內炎) 등, 입과 연관된 모든 질환에 효과가 있다.

그 밖에 구토, 코막힘, 코피, 비치(鼻痔;콧구멍 속에 군살이 생겨 차츰 커지는 병), 구안와사, 간질, 소갈, 당뇨병, 황달 등에도 잘 듣는다.

혈자리 윗입술 끝에 있다. 또는 윗입술 가운데 뾰족한 끝 위에 있다고도 한다.

침구법 침은 3푼을 놓고 6번 숨쉴 동안 꽂아 두며, 뜸은 3장을 뜬다.〈동인〉

태단혈 찾기

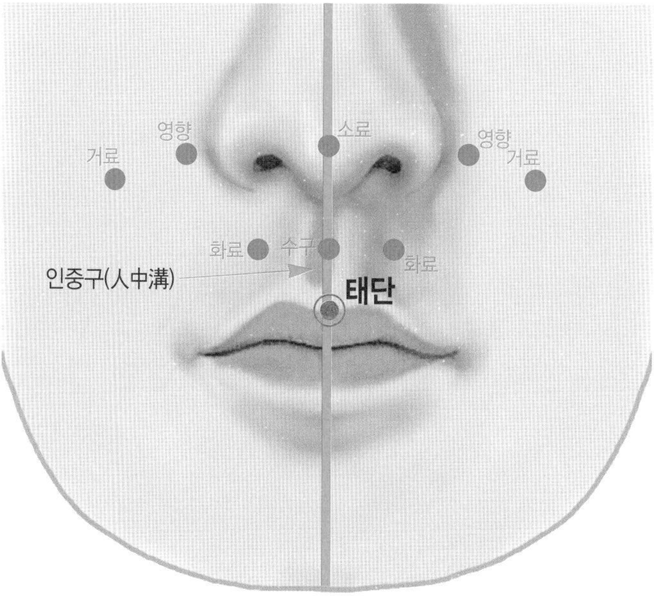

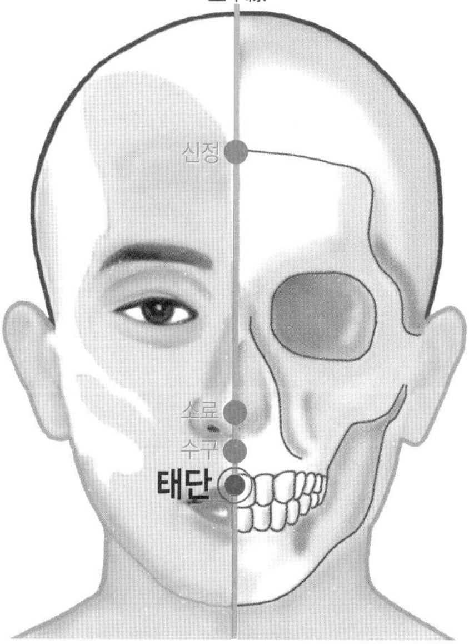

★ 간편 13경혈 ★

은교(齦交)혈

★초기 감기 증상을 완화시키는 간편 경혈

효능 이 경혈은 비색(鼻塞;코막힘), 비용(鼻茸;코버섯, 콧속의 물혹) 등의 코 질환에 효과가 있다.

그 밖에 치통, 치주염으로 잇몸에서 피가 나거나 잇몸이 부어오르면서 아플 때, 상악염(上顎炎;위턱의 염증)으로 입을 다물거나 벌리지 못할 때, 각막염, 유루증(流淚症;눈물흘림증), 황달, 간질, 정신착란 등에도 잘 듣는다.

혈자리 입술 안쪽으로 윗이빨 뿌리 가운데에 있다.
윗입술 안쪽의 잇몸과 연결된 곳이다.

침구법 침은 3푼을 놓고, 뜸은 3장을 뜬다.〈동인〉

은교혈 찾기

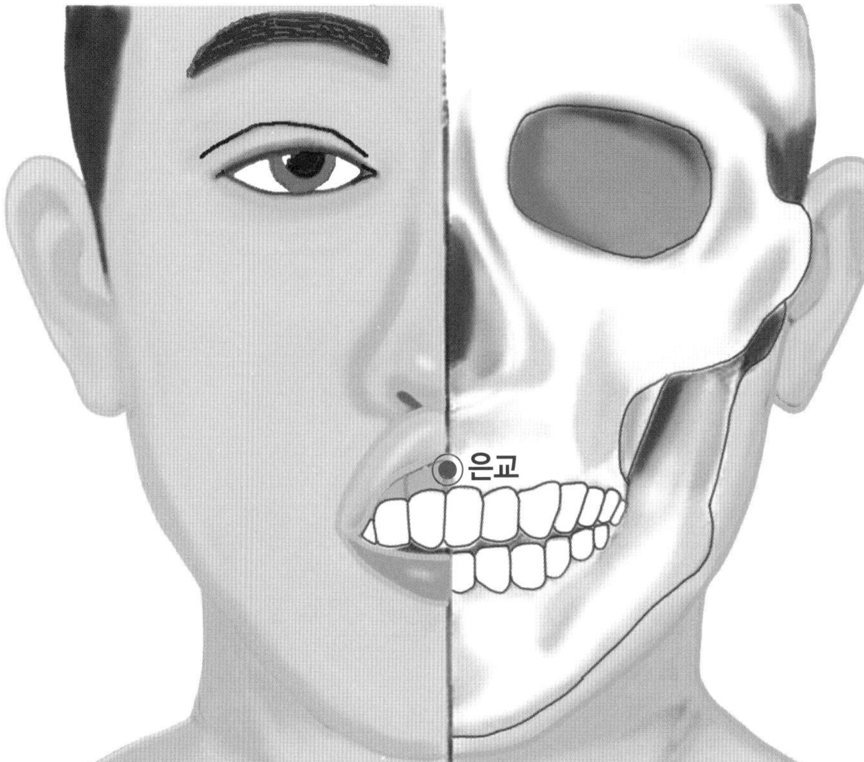

거료(巨髎)혈

★초기 감기 증상을 완화시키는 간편 경혈

효능 이 경혈은 비색(鼻塞;코막힘)이나 콧물 · 코피 · 비염(鼻炎) · 축농증 · 코의 염증 등 코의 질환, 각막염 · 시력장애 · 눈꺼풀이 떨릴 때 등, 눈의 질환에 효과가 있다.

그 밖에 치통, 치주염, 안면(顔面)신경통, 안면 마비나 경련, 턱의 부기, 콧마루가 붓어서 아플 때, 입술이나 뺨이 부었을 때 등에도 잘 듣는다.

혈자리 콧방울 아래쪽 모서리와 같은 높이로, 눈동자와 직선이 되는 곳에 있다.

침구법 침은 3푼을 놓고, 뜸은 7장을 뜬다.〈동인〉
침혈을 잡을 때에는 똑바로 누워서 잡는다.〈입문〉

거료혈 찾기

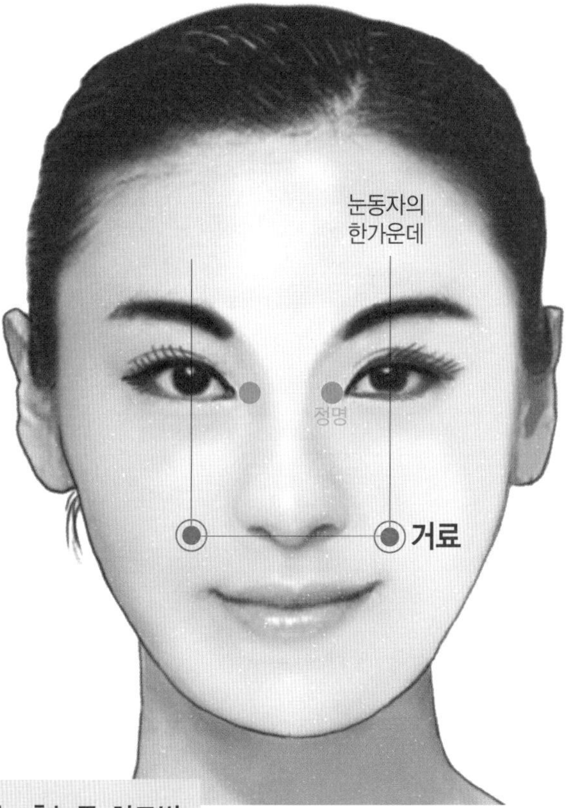

콧물 · 코피 · 축농증 치료법

지압 요령 지압 요령은, 집게손가락 끝의 볼록한 부분을 **거료혈**에 대고 조금 세게 천천히 되풀이하면서 누른다. 이 때 **정명혈**도 함께 지압하면 효과가 더 좋다.

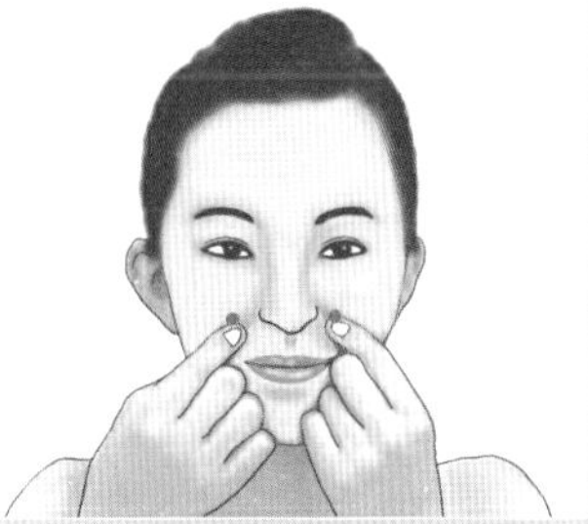

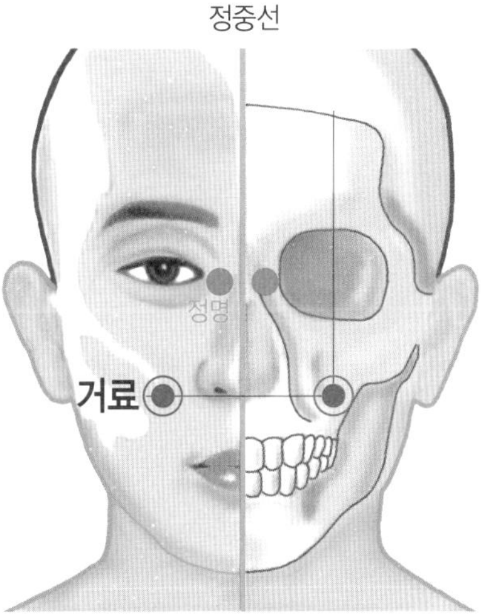

신정(神庭)혈

★초기 감기 증상을 완화시키는 간편 경혈

효능 이 경혈은 풍열로 인한 전두통(前頭痛;머리 앞부분의 통증), 두통, 불면증, 유루증(流淚症;눈물흘림증), 시력장애, 심계항진(心悸亢進), 구토 등과 비질환(脾疾患;비장의 병)에 사용한다.

그 밖에 만성 비염 · 축농증 등의 코 질환을 비롯해 현기증 · 간질에 효과가 있으며, 눈썹 위가 아프거나 위를 쳐다보지 못할 때 · 의식불명일 때 이 경혈을 자극하면 효과를 볼 수 있다.

혈자리 정중선 위, 머리카락 경계선에서 0.5촌 올라간 곳에 있다.
머리카락 경계선이 분명하지 않을 때에는 눈썹 안쪽 한가운데에서 3.5촌 위쪽이다.

침구법 뜸은 7장을 뜨지만 침은 놓지 말아야 한다.〈입문〉

신정혈 찾기

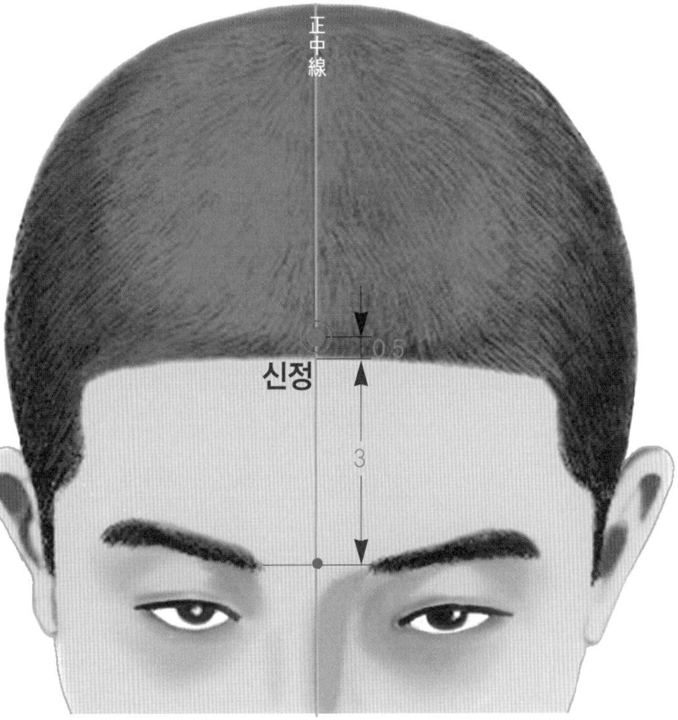

만성비염 · 축농증 · 두통 · 현기증 치료법

지압 요령 양손으로 옆머리 부분을 받치면서 엄지손가락으로 **신정혈**을 지압한다. 자신이 직접 할 때는 가운뎃손가락으로 지그시 눌러준다.

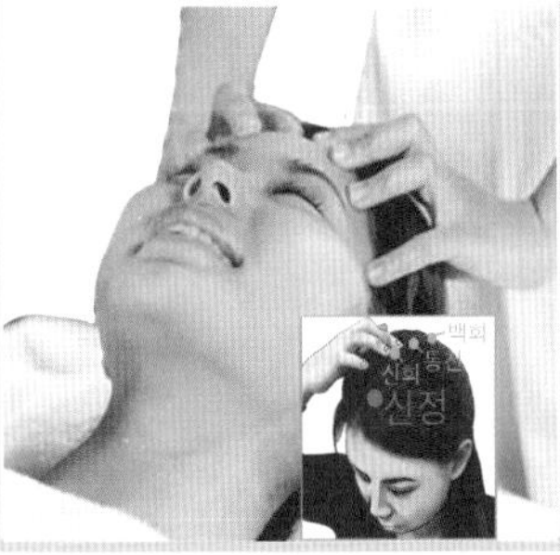

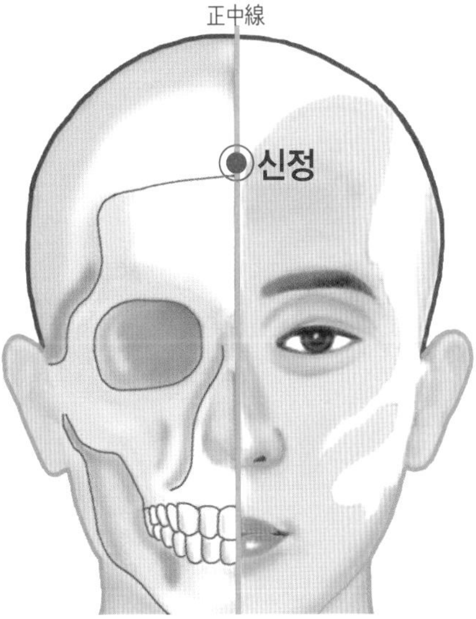

상성(上星)혈

★초기 감기 증상을 완화시키는 간편 경혈

효능 이 경혈은 풍열로 인한 코 질환인 비염(鼻炎)이나 비색(鼻塞;코막힘), 비치(鼻痔;콧구멍 속에 군살이 생겨 차츰 커지는 병), 축농증, 코피 등에 효과가 있다.

그 밖에 풍열로 인한 두통, 전두통(前頭痛;머리 앞부분의 통증), 간질, 현기증, 안면(顔面)신경통, 눈 다래끼, 유루증(流淚症;눈물흘림증), 각막염, 눈의 충혈, 간헐열(間歇熱;1일 이상의 간격을 두고 발열을 반복하는 열병) 등에 보조혈로 사용한다.

혈자리 정중선 위, 머리카락 경계선에서 1촌 올라간 곳에 있다.

침구법 침은 2푼을 놓고, 10번 숨쉴 동안 꽂아 두며, 뜸은 3장을 뜬다.
뜸을 많이 뜨는 것은 좋지 못하다.〈동인〉
침을 놓을 때에는 세게 눌러야 잘 들어간다.

상성혈 찾기

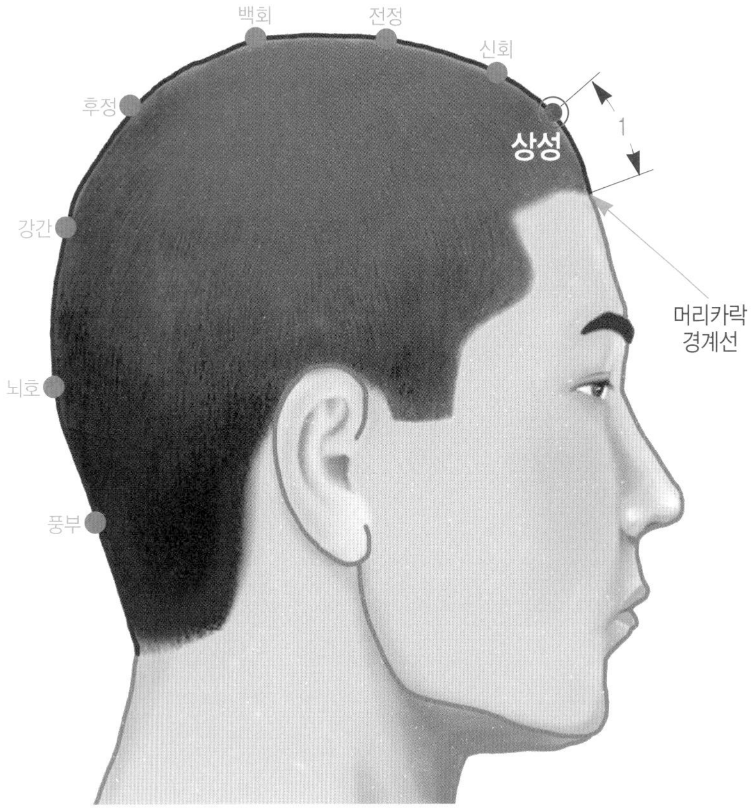

★ 간편 13경혈 ★

신회(顖會)혈

★초기 감기 증상을 완화시키는 간편 경혈

효능 이 경혈은 뇌빈혈에 의한 현기증, 피가 머리로 몰리는 증상, 얼굴의 부종(浮腫;신체 조직의 틈 사이에 액체가 괴어 있는 것), 참을 수 없는 두통, 머리가 무거운 증상 이외에도 머리 부분이나 안면에 나타나는 여러 가지 증상을 완화시킨다.

그 밖에 소아경풍, 간질, 비색(鼻塞;코막힘), 비연(鼻淵;코 안의 점막에 생기는 염증), 비염(鼻炎), 축농증, 코피 등에도 효과가 있다.

혈자리 정중선 위, 앞이마의 머리카락 경계선에서 위로 2촌 올라가 우묵한 곳에 있다.

침구법 뜸은 14~49장까지 뜰 수 있다. 처음 뜰 때에는 아프지 않다가 병이 나오면 아픈데 이 때에는 그만둔다. 침은 놓지 말아야 한다.〈동인〉

신회혈 찾기

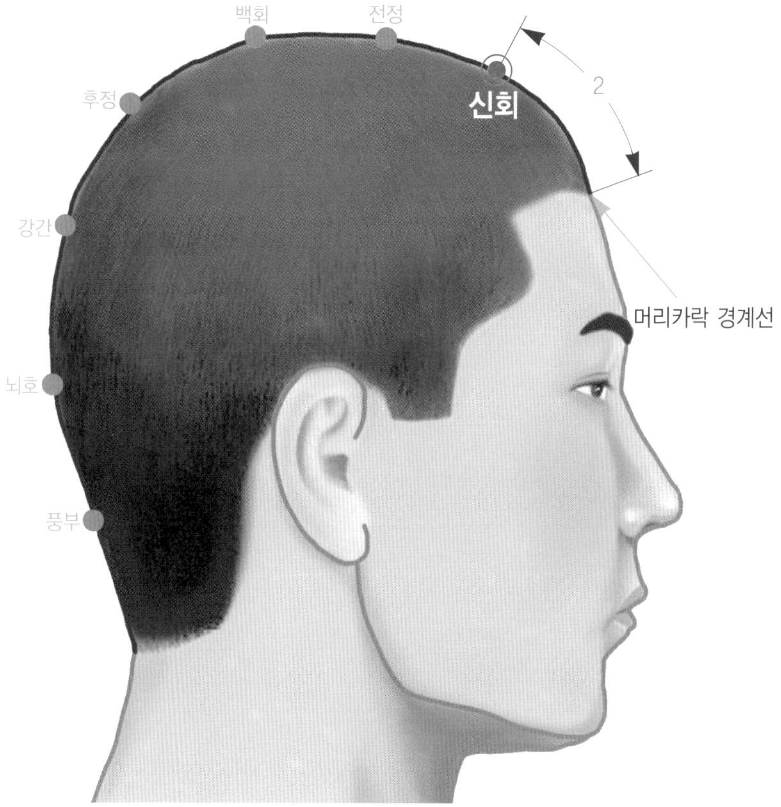

뇌빈혈 치료법

지압 요령 양손으로 옆머리 부분을 받치듯이 하면서 엄지손가락으로 **신회혈**을 지압한다.

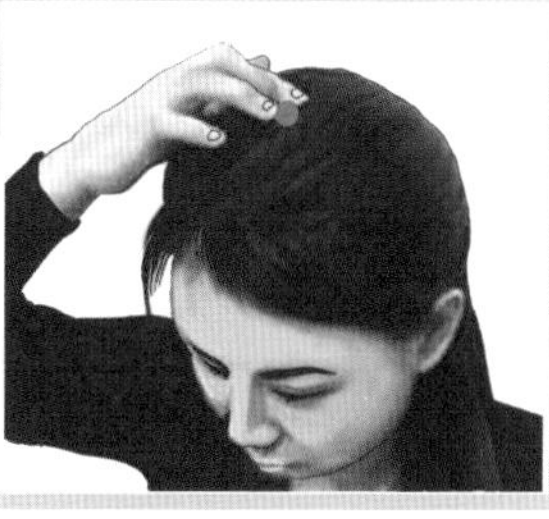

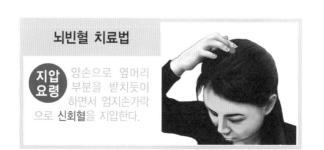

전정(前頂)혈

★초기 감기 증상을 완화시키는 간편 경혈

효능 이 경혈은 감기에 의한 두통이나 비색(鼻塞;코막힘)으로 머리가 아플 때, 현기증, 뇌충혈, 뇌빈혈, 얼굴의 부종(浮腫;신체 조직의 틈 사이에 액체가 괴어 있는 것)에 매우 잘 듣는다.

그 밖에 축농증, 소아경풍, 정신이상 등에도 특효가 있다.

혈자리 정중선 위, 앞이마의 머리카락 경계선에서 위로 3.5촌 올라가 뼈가 우묵한 곳에 있다.

침구법 침은 1푼을 놓고 뜸은 3~49장까지 뜬다.〈동인〉

전정혈 찾기

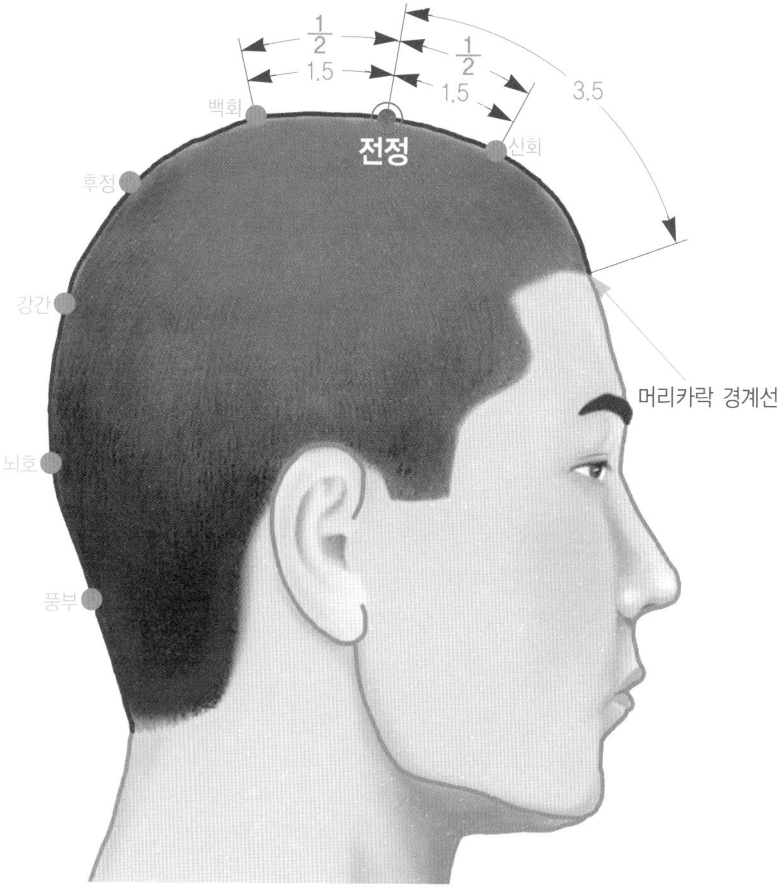

★ 간편 13 경혈 ★

감기로 인한 두통 치료법

지압 요령 머리 앞부분에 통증을 느낄 때는 좌우의 가운뎃손가락을 모아 **전정혈**에 대고 손가락 끝에 힘을 가해 머리 한가운데에 압력이 가해지도록 지압을 한다.

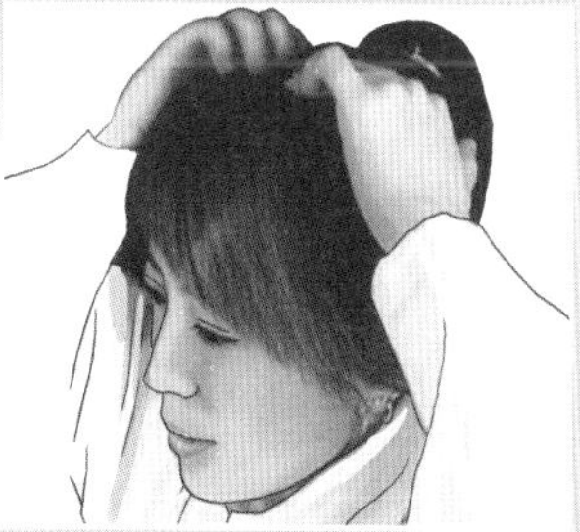

백회(百會)혈

★초기 감기 증상을 완화시키는 간편 경혈

효능 이 경혈은 고혈압, 뇌빈혈, 뇌신경쇠약 · 간질 · 뇌출혈 · 의식불명 · 경계(驚悸;놀란 것처럼 가슴이 두근거리는 증상) · 건망증 · 실어증(失語症), 쇼크, 정신이상, 소아경풍 · 두통 · 현기증 · 차멀미 · 숙취 등에 효과가 있다. 또 눈의 피로와 비색(鼻塞;코막힘) · 두통이나 이명(耳鳴) · 잠을 잘못 자 어깨나 목이 결릴 때 · 정수리 부위의 머리카락이 빠질 때 · 탈모 · 눈썹이 빠질 때 · 치질 등의 여러 증상에 효과가 있는 만능 경혈로 유명하다.

그 밖에 중풍, 치질, 만성 설사 · 이질, 탈항(脫肛;항문의 점막, 치핵, 직장 등이 탈출된 것), 시력장애, 백일해(百日咳;오랫동안 계속되는 기침), 자궁탈출 등에도 효과가 있다.

황제(黃帝)의 두통을 이 백회 경혈로 상쾌하게 고쳤다는 이 혈은 두통뿐만 아니라 여러 가지 질환에 뛰어난 만능 경혈이다.

혈자리 앞이마 머리카락 경계선에서 뒤쪽으로 5촌 지점으로, 콩알만큼 우묵하게 들어간 곳에 있다.

침구법 침은 2푼을 놓고 침감이 오면 곧 사하고 뜸은 7장을 뜬다.
머리와 정수리에 뜸을 뜰 때에는 49장을 넘지 말아야 한다. 이 곳은 피부가 얇으므로 많이 뜨면 해롭기 때문이다.〈동인〉

백회혈 찾기

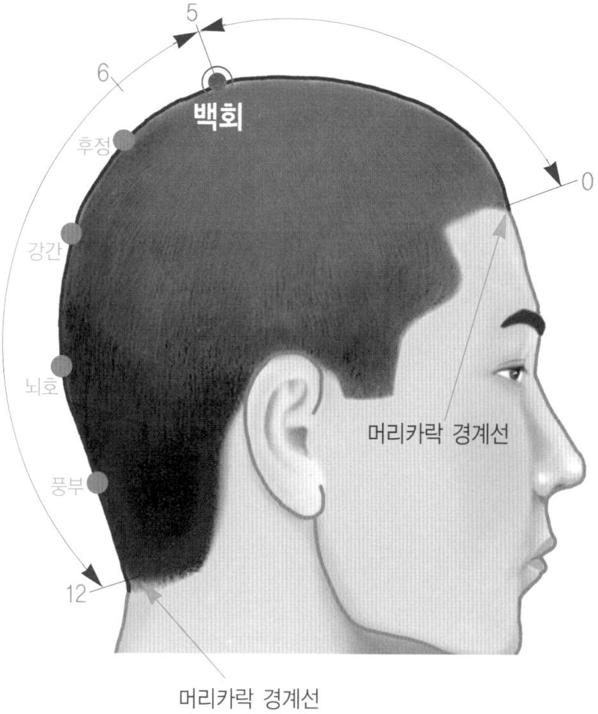

현기증 · 멀미 등 각종 두통 치료법

지압 요령 양손의 가운뎃손가락을 겹쳐서 (여성은 오른손을 밑으로 두고 남성은 반대로 한다) **백회혈**에 대고 2~3분 정도 약간 세게 누르면서 문질러 주면 효과 만점이다.

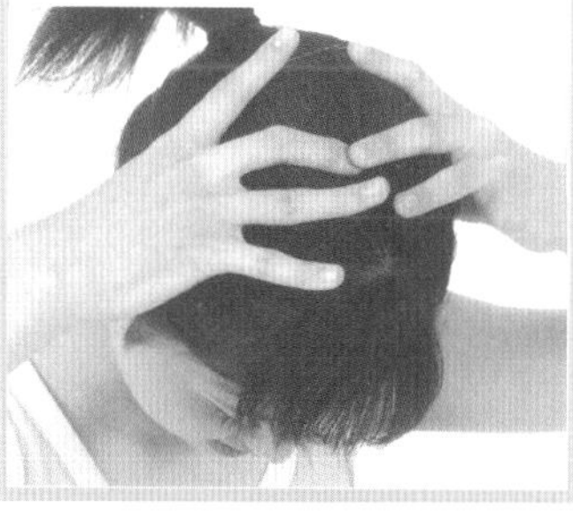

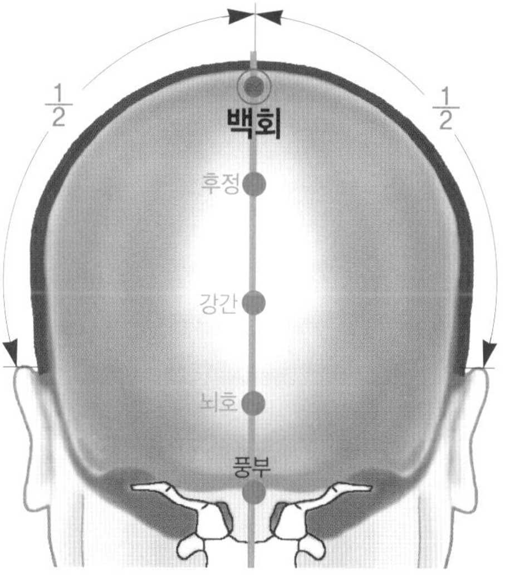

후정(後頂)혈

★초기 감기 증상을
완화시키는 간편 경혈

효능 일반적으로 머리 부분 전체에 관한 여러 가지 증상에 효과가 있는 경혈로 머리 꼭대기 부분이 쑤시고 아플 때, 오한, 현기증, 뇌충혈, 항강(項强;뒷목의 뻣뻣함과 땅김), 등의 치료에도 자주 이용된다.

그 밖에 간질, 정신 이상, 감기, 불면증 등에도 효과가 있다.

혈자리 정중선 위, 뒷머리 경계선에서 5.5촌 올라간 곳에 있다.
백회혈에서 뒤쪽으로 1.5촌 내려간 곳에 있다.

침구법 침은 3푼을 놓고, 뜸은 5장을 뜬다.〈동인〉

후정혈 찾기

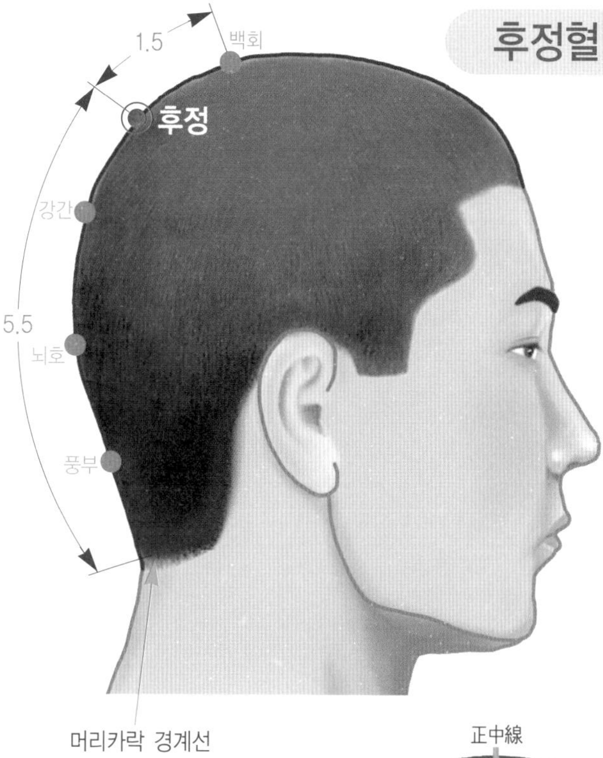

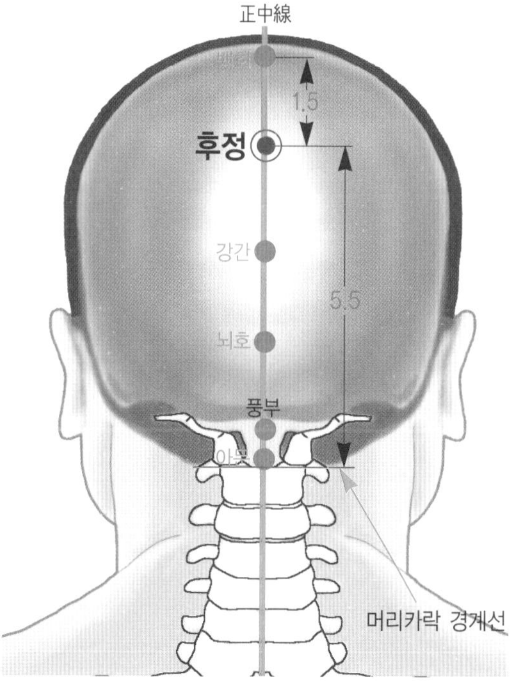

머리 부분 전체의 증상 치료법

지압 요령 뒷머리에 통증을 느낄 때는 좌우의 가운뎃손가락을 모아 **후정혈**에 대고 손가락 끝에 힘을 가해 머리 한가운데에 압력이 가해지도록 지압을 한다.

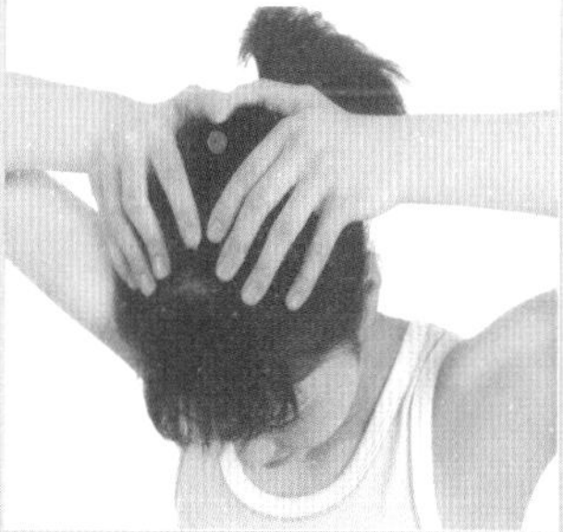

★ 간편 13경혈 ★

아문(啞門)혈

효능 이 경혈은 혀와 연관된 모든 질환으로 언어장애, 갑자기 말을 못할 때 등에 효과가 있다.

그 밖에 뒷목이 뻣뻣할 때, 등 쪽의 신경통, 습관성 두통, 척수염, 코피, 중풍, 폐렴, 기관지염, 뾰루지, 기미, 비듬, 히스테리, 뇌성마비, 간질, 정신착란, 정신분열증 등에도 잘 듣는다.

혈자리 뒤쪽 정중선 위 제2경추극돌기 위쪽의 우묵한 곳에 있는데, 먼저 풍부혈을 찾은 다음 아문혈을 정한다.
풍부혈의 0.5촌 아래쪽에 있다.

침법 침은 2푼을 놓고 뜸을 뜨면 벙어리가 되므로 뜨지 말아야 한다.
취혈 요령은 머리를 뒤로 젖히고 침혈을 잡는다.〈동인〉
침혈을 잡을 때는 먼저 풍부혈을 잡는 게 좋다.

아문혈 찾기

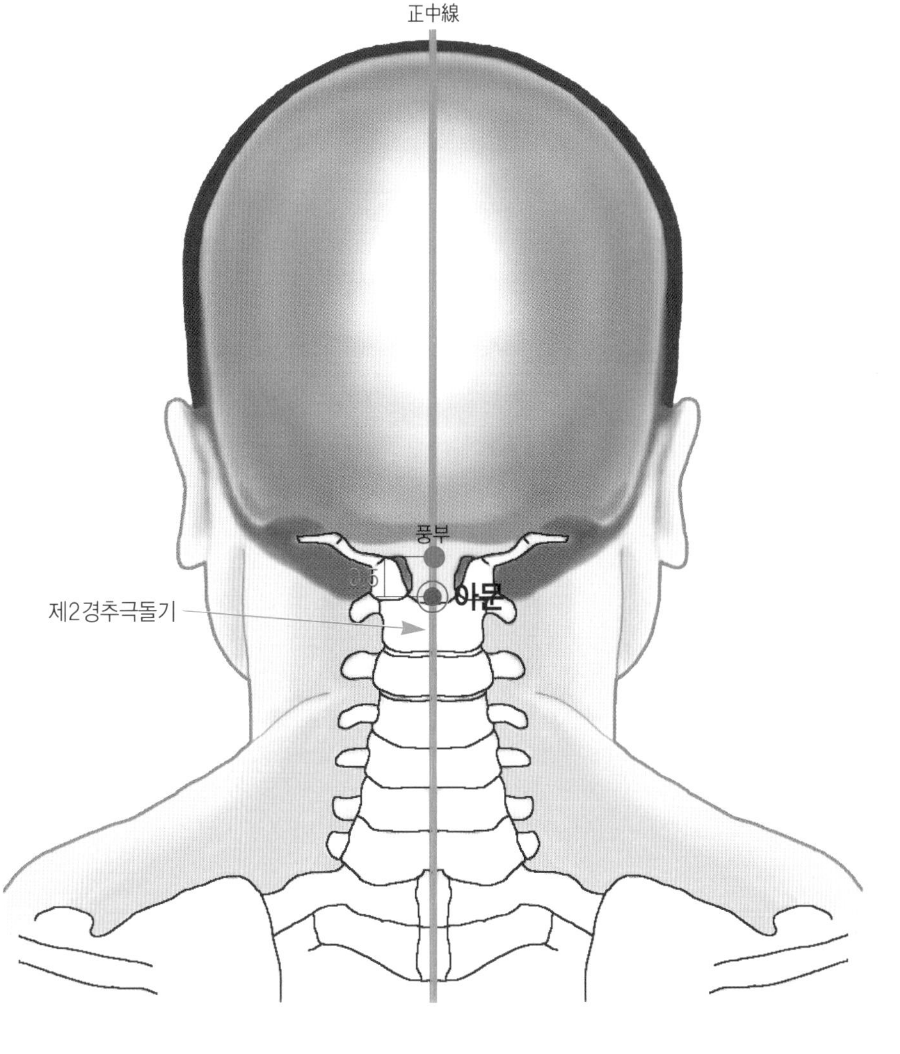

풍부(風府)혈

효능 이 경혈은 항강(項强;뒷목의 뻣뻣함과 당김), 두통이나 머리가 무거울 때, 간질병, 정신이상, 반신불수, 현기증, 뇌출혈, 고혈압 등에 특효가 있다.

그 밖에 재채기, 콧물, 코피, 비색(鼻塞;코막힘), 축농증 등 코에 관한 염증이나 질환 외에 감기로 인한 여러 가지 증상을 완화시킨다. 또한 전신의 나른함, 가려움증, 탈모, 풍진, 뾰루지, 인후병(咽喉病), 황달, 열성 질환, 중풍으로 인한 언어 장애 등에도 잘 듣는다.

혈자리 뒤쪽 정중선 위 외후두융기 바로 아래쪽의 목 부위로, 굵은 힘줄 사이의 우묵한 곳에 있다.

침법 침은 2푼을 놓고 뜸은 뜨지 말아야 한다.〈동인〉

풍부혈 찾기

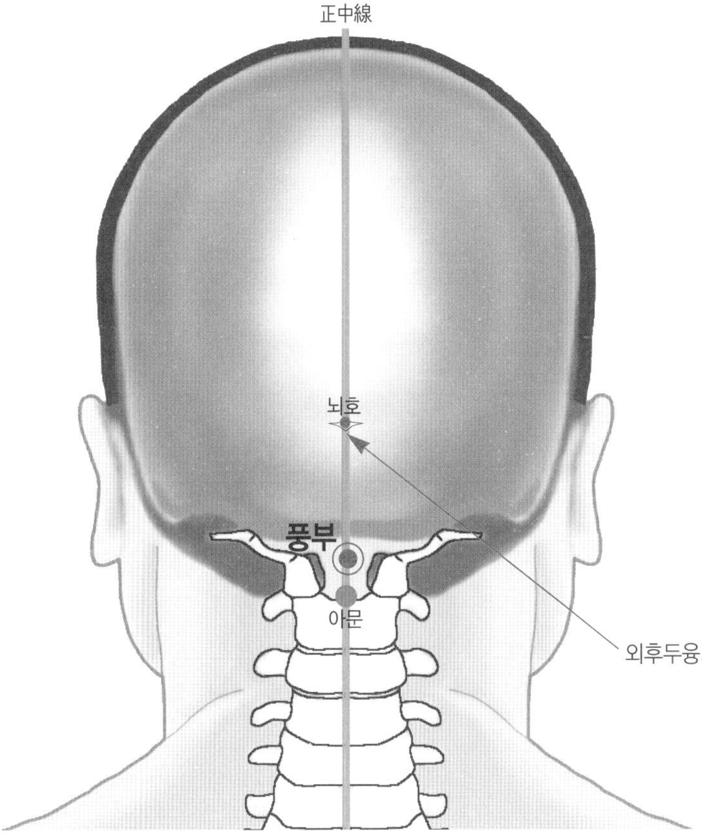

후두신경통 치료법

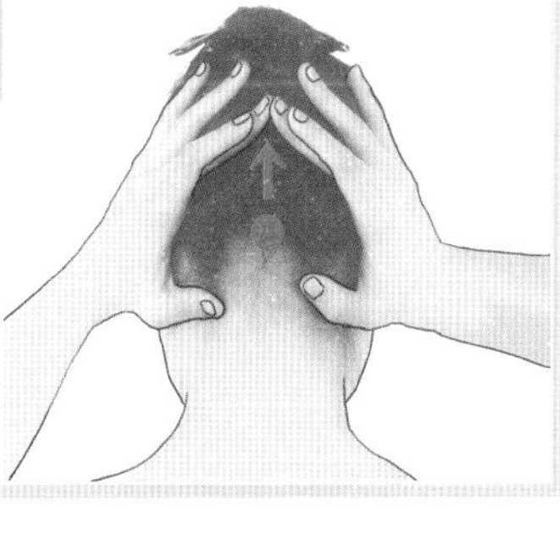

지압 요령 환자의 머리를 양손으로 감싸 안듯이 하고 좌우의 엄지손가락으로 **풍부혈**을 누르면서 후두부의 튀어나온 부분을 가볍게 어루만지면 더욱 효과가 있다.

통천(通天)혈

효능 이 경혈은 매우 응용 범위가 넓은 곳으로 뇌출혈의 예방, 두통, 편두통(偏頭痛), 머리가 무거울 때, 현기증, 목이 뻣뻣할 때, 목을 돌리지 못할 때, 안면(顔面) 신경마비, 구안와사, 눈을 위로 치뜬 채 의식을 잃었을 때 등에 효과가 있다.

그리고 축농증, 비염(鼻炎), 코피가 날 때, 코 속에 혹 모양의 종기가 생겼을 때, 또한 맑은 콧물이 흐르면서 코가 막혔을 때, 갑상선이 부어올랐을 때, 탈모, 만성 기관지염 등에도 이 경혈을 지압하면 상당한 효과를 볼 수 있다.

혈자리 승광혈에서 1.5촌 올라간 곳에 있다. 머리카락 경계선에서 위쪽으로 4촌, 정중선에서 양 옆으로 각각 1.5촌 지점에 있다.

침구법 침은 3푼을 놓고 7번 숨쉴 동안 꽂아 두며, 뜸은 3장을 뜬다.

통천혈 찾기

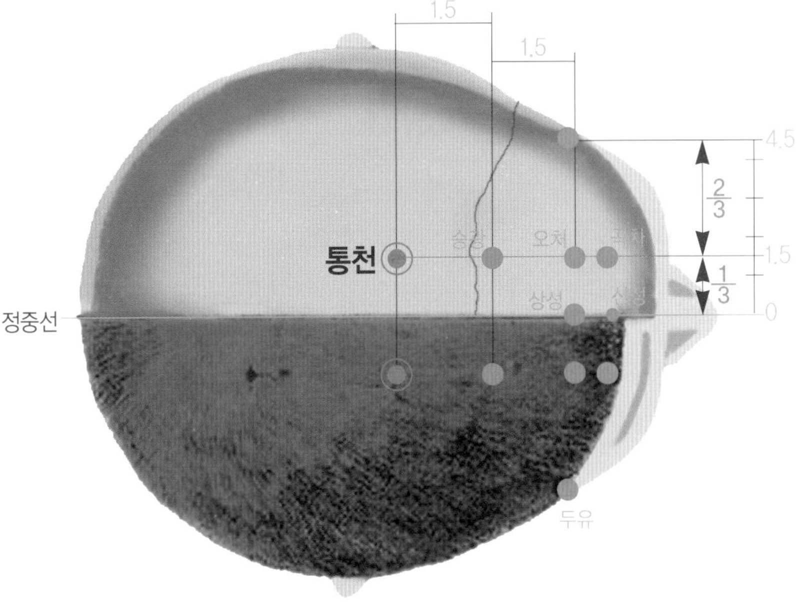

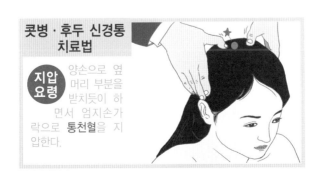

콧병 · 후두 신경통 치료법

지압 요령 양손으로 옆머리 부분을 받치듯이 하면서 엄지손가락으로 **통천혈**을 지압한다.

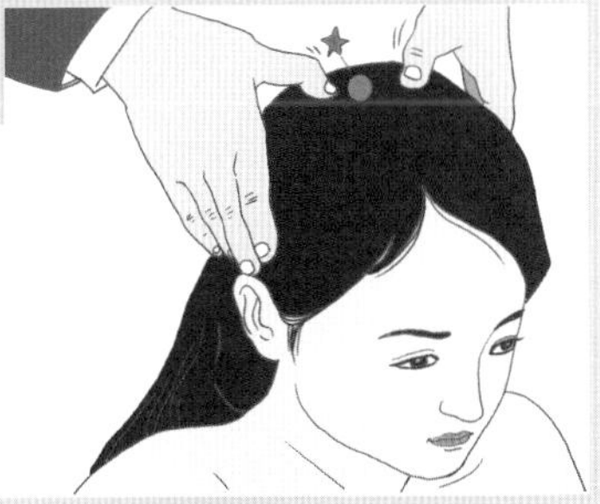

승령(承靈)혈

효능 이 경혈은 뇌풍(腦風;풍병의 한 가지로서 뒷머리부터 등까지 차가워지고 추위를 느끼며 머리가 아프고 어지러운 병), 뇌·척추의 염증에서 일어나는 발열이나 마비·경련·현기증·두통·편두통 등에 효과가 있다.

또한 감기에 의한 오한이나 두통, 코피, 비색(鼻塞;코막힘), 재채기, 천식, 기관지염, 이명(耳鳴)에 효과가 있을 뿐만 아니라 탈모 방지 치료에도 활용되고 있다.

혈자리 눈동자 중심에서 똑바로 위쪽, 머리카락 경계선에서 위쪽으로 3.5촌 지점에 있다.
통천혈과 같은 높이이며, 정영혈에서 1.5촌 뒤에 있다.

침법 침은 3푼을 놓고, 뜸은 5장을 뜬다.〈동인〉

승령혈 찾기

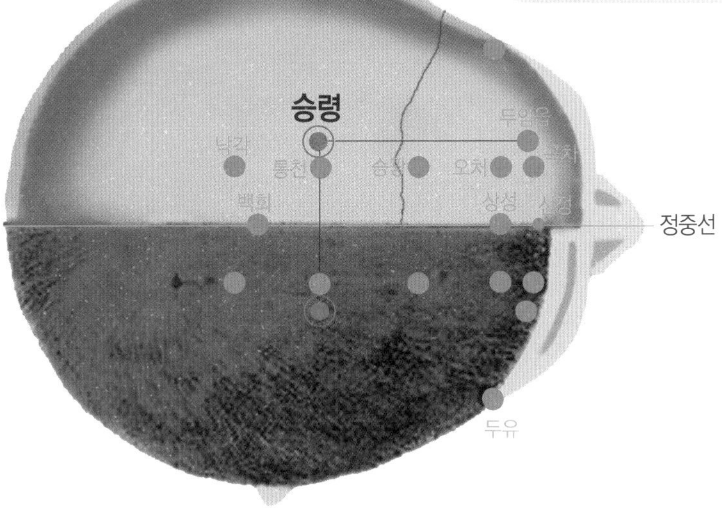
승령
두임읍
낙각
통천
승광
오처
곡차
백회
상성
신정
정중선
두유

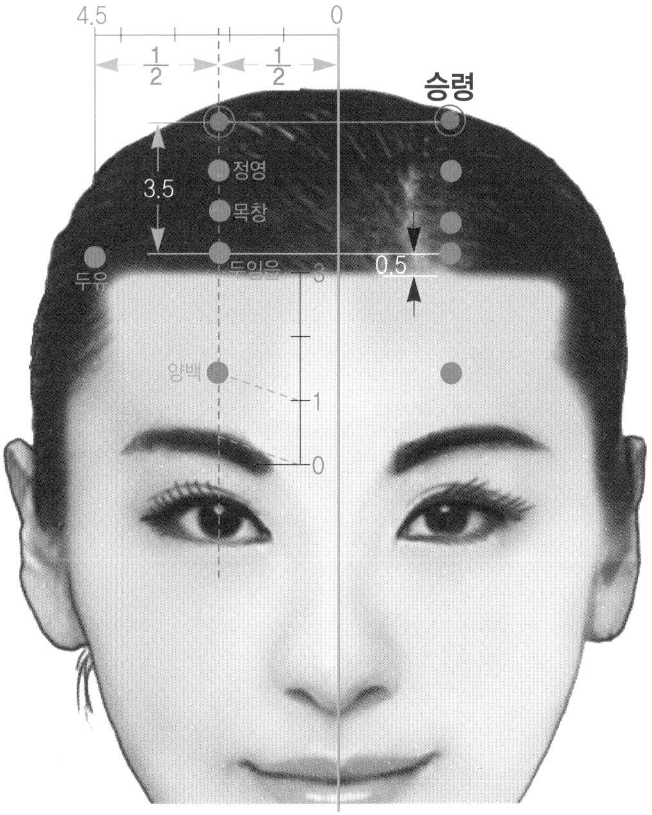
4.5
0
1/2
1/2
승령
정영
목창
3.5
두유
두임읍
3
0.5
양백
1
0

뇌공(腦空)혈

효능 이 경혈도 두통, 뇌풍(腦風), 현기증, 간질, 오한, 후두부의 극심한 통증, 뒷목의 긴장과도(緊張過度;근육이 지나치게 긴장되어 있어 근육을 제대로 펴지 못하는 상태) 등에도 효과가 있다.

그 밖에 이명(耳鳴), 감기, 천식, 축농증, 폐결핵, 심계항진(心悸亢進;가슴이 두근거림) 등에도 잘 듣는다.

혈자리 외후두융기의 윗모서리와 같은 높이이며, 풍지혈의 위쪽에 있다.

침법 침은 5푼을 놓고 침감이 오면 곧 사하며, 뜸은 3장을 뜬다.

뇌공혈 찾기

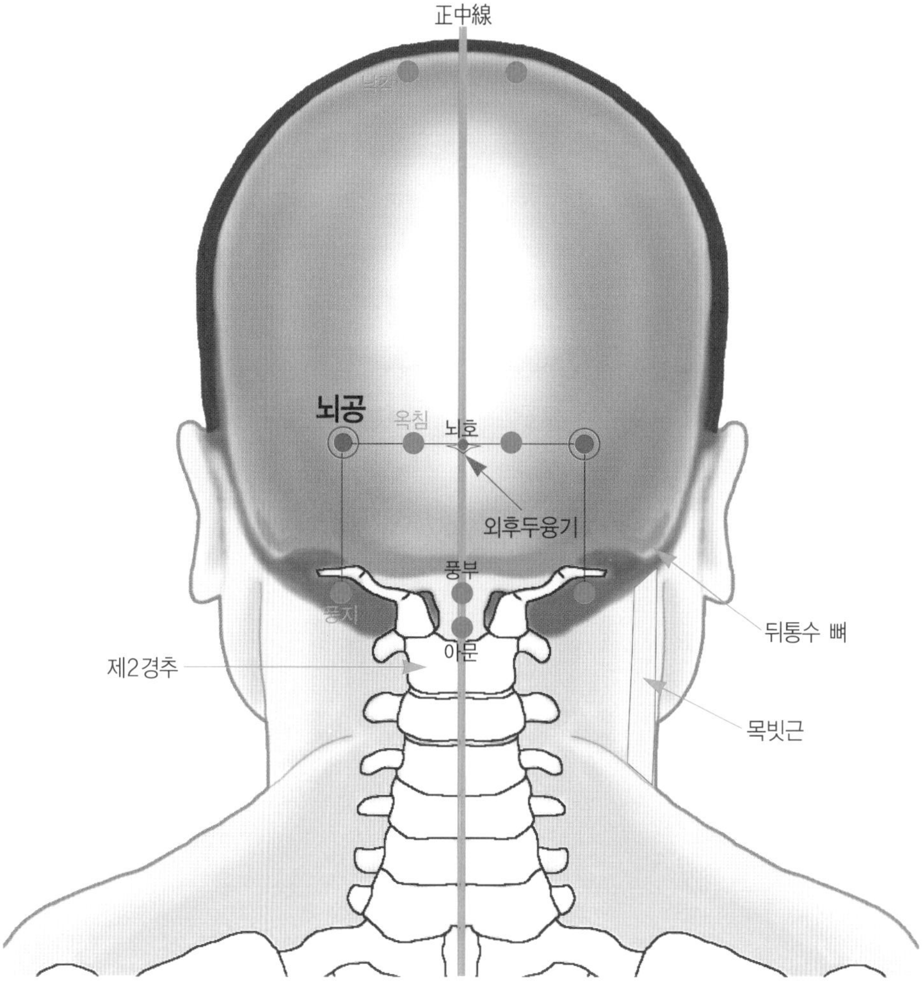
正中線
뇌공
옥침
뇌호
외후두융기
풍부
풍지
아문
뒤통수 뼈
제2경추
목빗근

풍지(風池)혈

효능 이 경혈은 감기로 인한 두통, 뒷목이 결리고 몸의 마디마디가 아플 때, 현기증, 중풍, 감기, 열병(熱病), 비염(鼻炎), 숙취, 멀미, 눈의 피로, 시력감퇴, 풍진, 가려움증, 여드름, 신경성 피부염, 탈모증, 월경곤란증, 월경통 등에 효과가 있다.

또한 원형 탈모증, 반신불수, 안면신경마비, 안면근육의 경련, 뇌신경 쇠약, 코피, 불면증, 뇌충혈과 뇌일혈 예방, 요통, 중풍으로 말을 잘 못할 때, 청각장애, 이명 등의 귀 질환에도 잘 듣는다.

이 곳을 손가락으로 눌러 보면 귀 뒤의 머리 양쪽으로 통증이 느껴지는데, 머리를 맑게 하려면 풍지혈을 누르면서 주물러 준다.

혈자리 뒤통수뼈 아래쪽과 목빗근 뒤쪽의 오목한 곳에 있다.

침법 침은 3푼을 놓고, 7번 숨쉴 동안 꽂아 두며, 뜸은 7장을 뜬다.〈동인〉

풍지혈 찾기

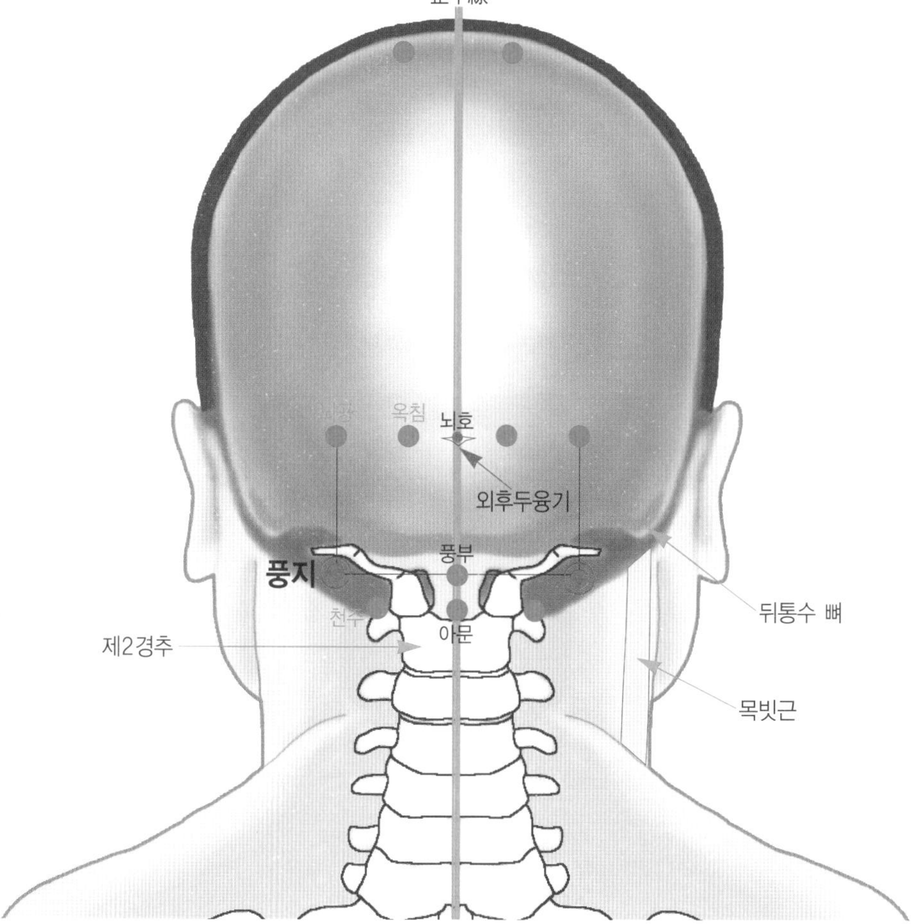

목의 결림을 풀어 주는 치료법

지압 요령 엄지손가락으로 **풍지혈**와 천주혈을 각각 누르고 머리를 앞뒤로 천천히 흔들어 주면서 기분 좋다는 느낌이 들 정도까지 마사지해 준다.

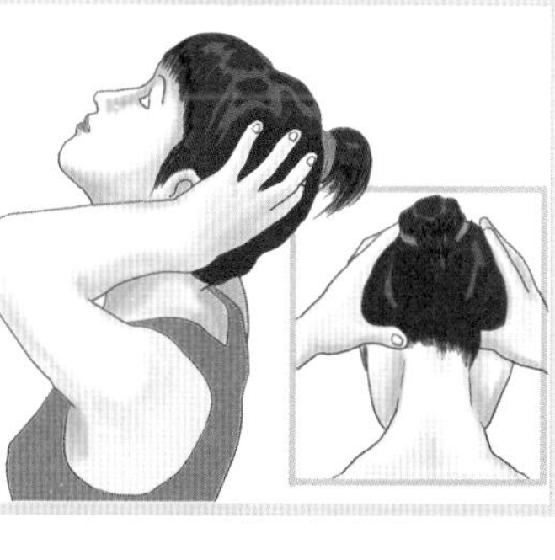

천주(天柱)혈

효능 이 경혈은 뇌신경 질환의 요혈뿐만 아니라 열병(熱病)의 특효혈이라고도 한다. 따라서 치매, 머리가 무거워 들 수가 없을 때, 간질, 반신불수, 현기증, 두통, 눈의 피로, 목이나 어깨결림, 만성 피로, 저혈압, 고혈압, 숙취, 멀미, 녹내장, 히스테리, 신경쇠약, 정신착란 등에 효과가 있다.

그 밖에 만성 비염, 축농증, 비색(鼻塞;코막힘), 코피, 이명(耳鳴), 목이 뻣뻣하고 아플 때, 인후병(咽喉病;목구멍의 병), 신장병 등에도 특효가 있다.

혈자리 제2경추극돌기의 위쪽 모서리와 같은 높이로, 뒷목의 볼록 튀어나온 굵은 근육의 바깥쪽으로 오목한 지점에 있다.

침법 침은 5푼을 놓고, 뜸은 3장을 뜬다.〈입문〉

천주혈 찾기

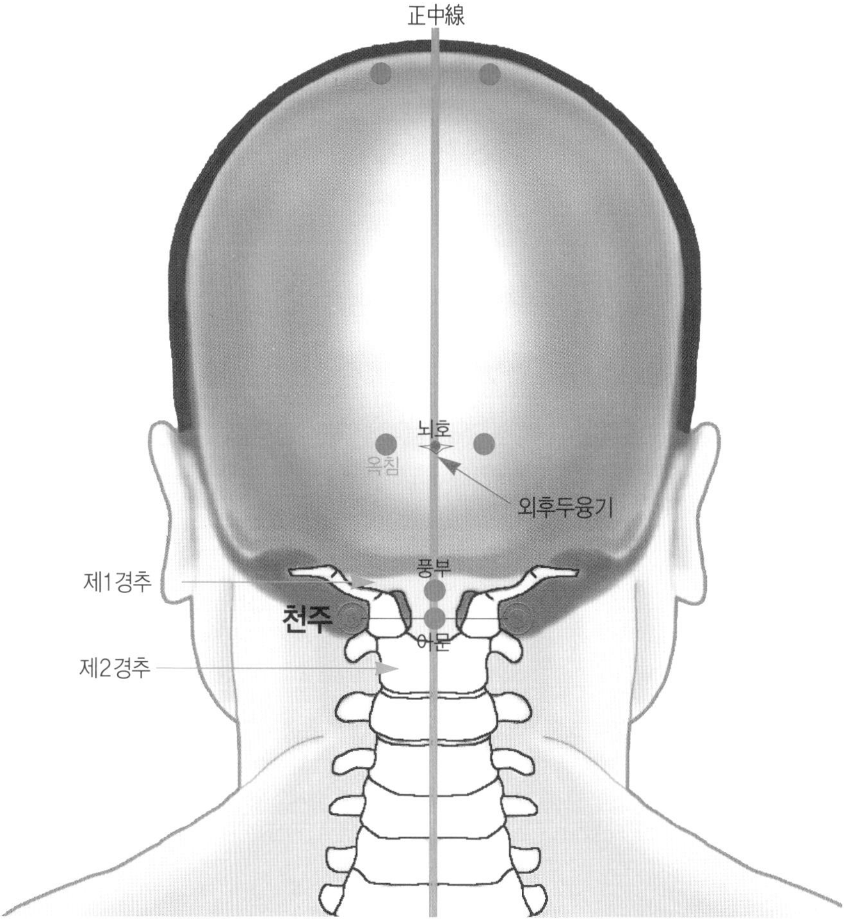

목의 뻐근함과 피로를 풀어 주는 치료법

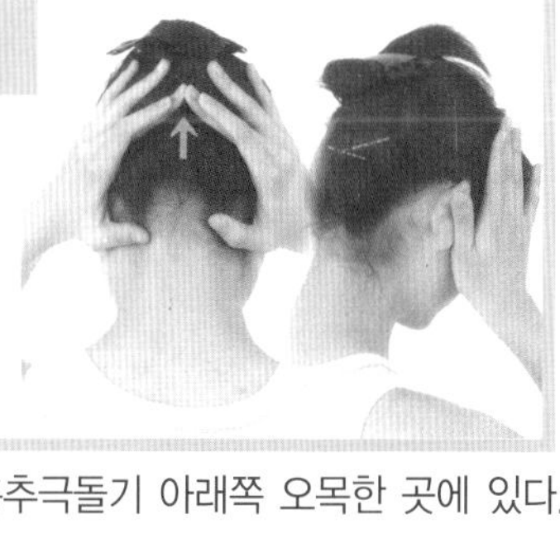

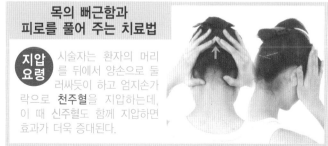

지압 요령 시술자는 환자의 머리를 뒤에서 양손으로 둘러싸듯이 하고 엄지손가락으로 **천주혈**을 지압하는데, 이 때 **신주혈**도 함께 지압하면 효과가 더욱 증대된다.

※ **신주혈** : 뒤쪽 정중선 위 제3흉추극돌기 아래쪽 오목한 곳에 있다.

부돌(扶突)혈

효능 이 경혈은 목이 메이거나 음식물을 삼키기 어려울 때, 목이 쉴 때, 가래가 많이 나올 때, 갑자기 말을 못할 때 등에 효과가 있다.

그 밖에 감기, 천식이나 기침 등 기관지의 질환에 특효가 있을 뿐만 아니라 고혈압, 갑상선이 커지거나 부었을 때, 목의 임파선결핵 등에도 잘 듣는다.

기관지가 약해서 기침으로 고생하는 사람은 이 곳을 자주 지압해 주면 좋다.

혈자리 후두융기의 양 옆에 천창혈과 인영혈과 같은 높이이며, 굵은 목 근육의 가운데에 있다.

침구법 침은 3푼을 놓고, 뜸은 3장을 뜬다.〈동인〉
침을 잘못 놓으면 몹시 아프므로 지그시 눌러 더 이상 눌러지지 않는 상태에서 찔러야만 쉽게 침이 들어간다.

부돌혈 찾기

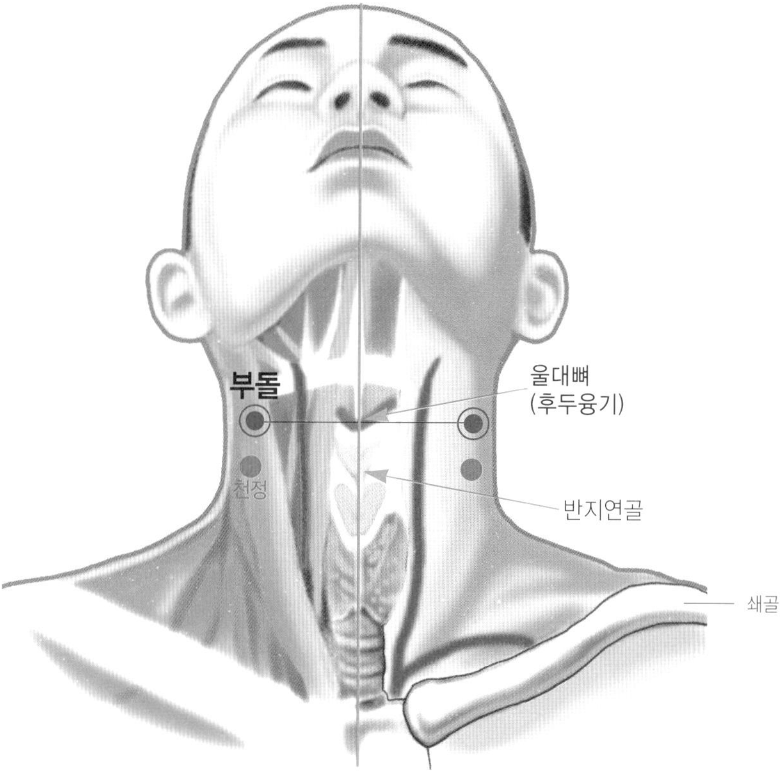

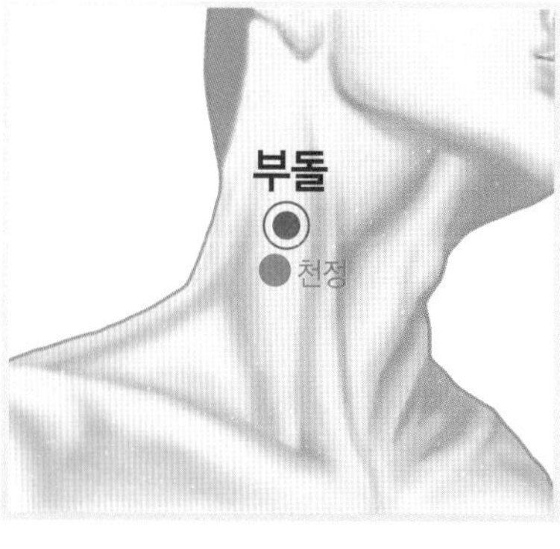

수돌(水突)혈

효능 이 경혈은 기침으로 얼굴이 붉어질 때, 목의 임파선 결핵, 목이 부어 숨쉬기 곤란할 때, 성대 질환으로 목소리가 잘 나오지 않을 때, 인두염(咽頭炎), 후두염(喉頭炎), 나력(瘰癧;목 뒤나 귀 뒤, 사타구니 쪽 등에 생긴 크고 작은 멍울), 갑상선이 부어오를 때에도 효과가 있다.

그 밖에 기관지염, 천식에 의한 부종(浮腫)이나 통증 치료 등에도 잘 듣는다.

혈자리 목에 있는 반지연골과 같은 높이로, 목 근육과 모서리의 바로 앞쪽에 있다.

침구법 침은 3푼을 놓고, 뜸은 3장을 뜬다.〈동인〉

수돌혈 찾기

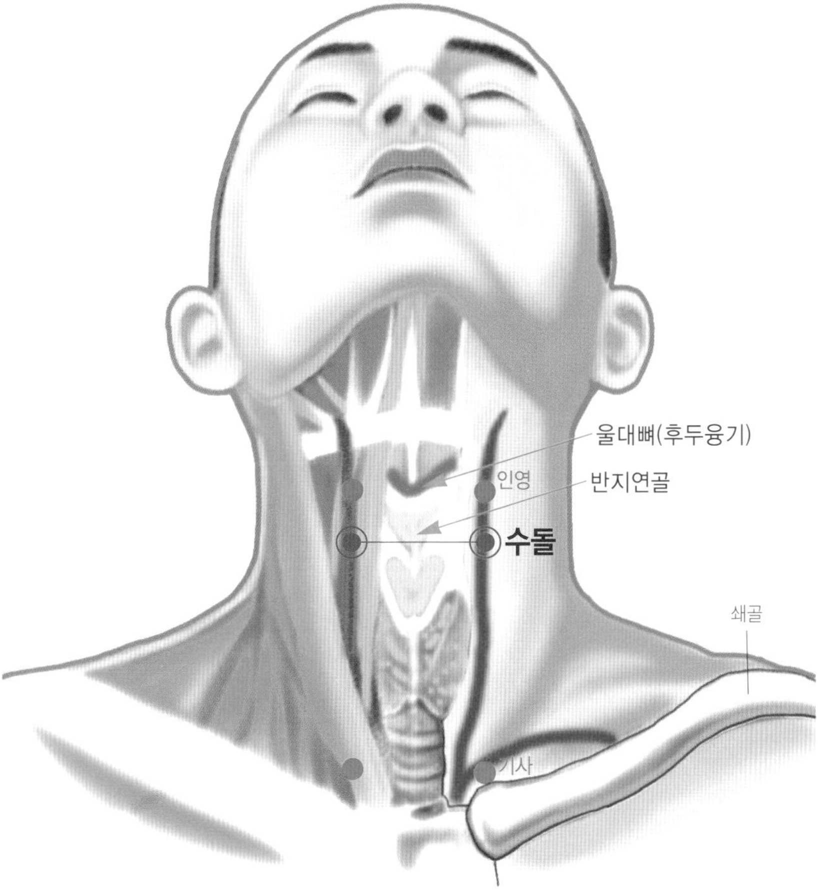

목소리가 잘 나오지 않을 때의 치료법

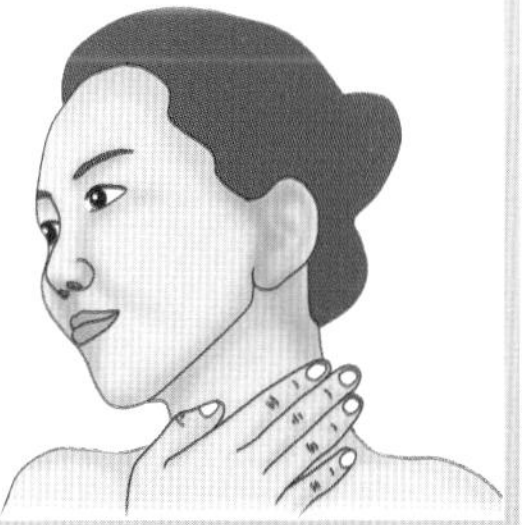

지압 요령 지압 요령은, 시술자는 환자를 한 손으로 지탱하고 다른 한 손의 집게손가락으로 **수돌혈**을 가볍게 누르면서 주무른다.

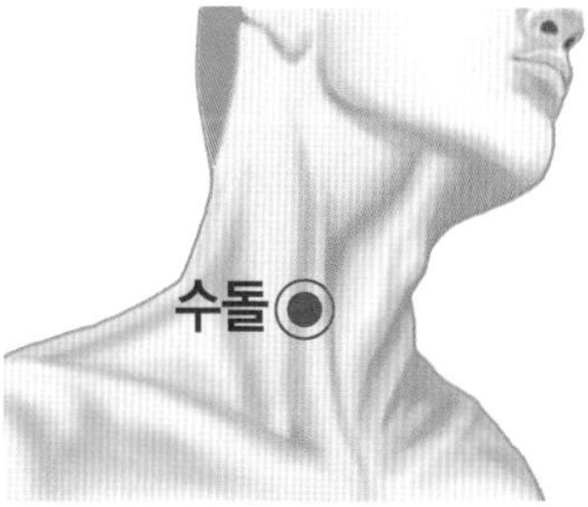

염천(廉泉)혈

효능 이 경혈은 혀가 꼬부라져 말을 할 수 없을 때, 갑자기 목이 잠길 때, 중풍으로 인한 실어증, 혀의 지각 이상, 혀의 마비, 음식을 삼키기 곤란할 때, 침이 많을 때, 인후병, 후두염(喉頭炎), 편도염 등에 효과가 있다.

그 밖에 천식, 기관지염, 히스테리, 소갈 등에도 잘 듣는다.

이 경혈을 손가락으로 누르면 혀의 뿌리를 느낄 수 있는데 너무 세게 누르면 안 된다.

혈자리 정중선 위, 턱 아래 울대뼈 바로 위쪽의 우묵한 곳에 있다.

침구법 침은 3푼을 놓고, 뜸은 3장을 뜬다.〈동인〉

염천혈 찾기

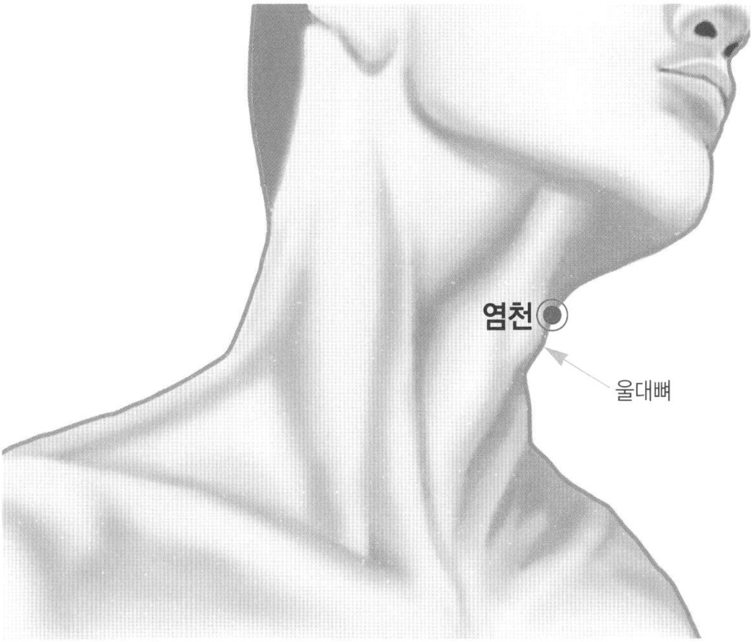

혀에 관한 질병 치료법

지압 요령 집게손가락 또는 가운뎃손가락으로 **염천혈**을 지압한다. 이 때 시술자는 환자의 목이 아프지 않도록 해야 하며, 너무 힘을 주어서는 안 된다.

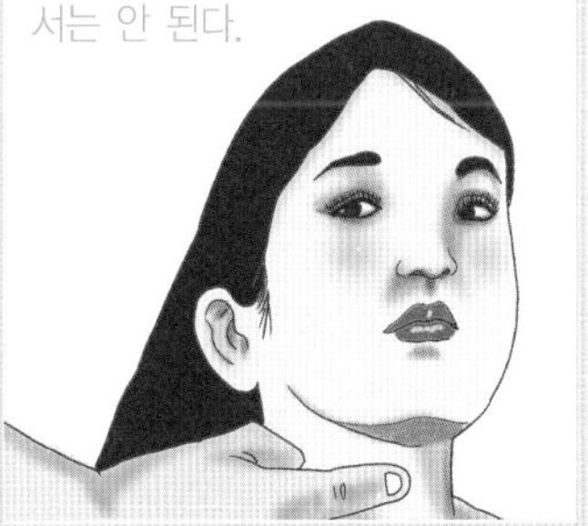

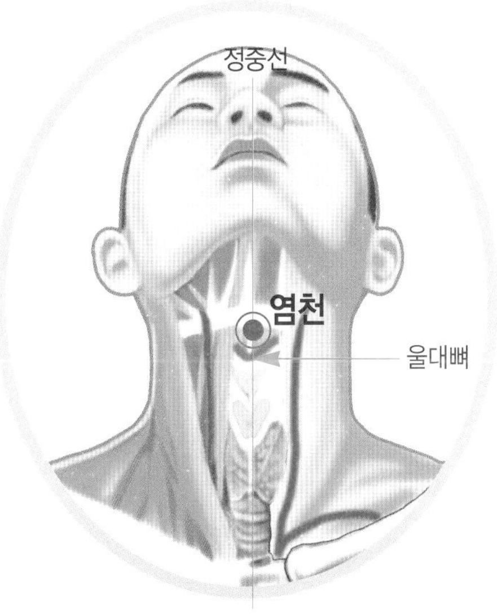

기사(氣舍)혈

효능 이 경혈은 기침, 해역상기(咳逆上氣;기침과 천식이 같이 나타나는 증상), 목의 통증이나 목의 종기, 편도선염, 인후염, 목의 임파선 결핵, 나력(瘰癧;목 뒤나 귀 뒤, 사타구니 쪽 등에 생긴 크고 작은 멍울), 부종(浮腫), 갑상선이 커지거나 부었을 때, 목덜미가 뻣뻣하고 아플 때 이 곳을 자극하면 증상을 완화시킬 수 있다.

그 밖에 위의 트림, 불쾌감, 구역질, 구토 등, 위가 약한 사람의 치료나 딸꾹질을 할 때에도 치료가 통한다.

혈자리 천돌혈에서 양 옆으로 각각 1촌 지점인 우묵한 곳에 있다.

침구법 침은 3푼을 놓고, 뜸은 3장을 뜬다.〈동인〉

기사혈 찾기

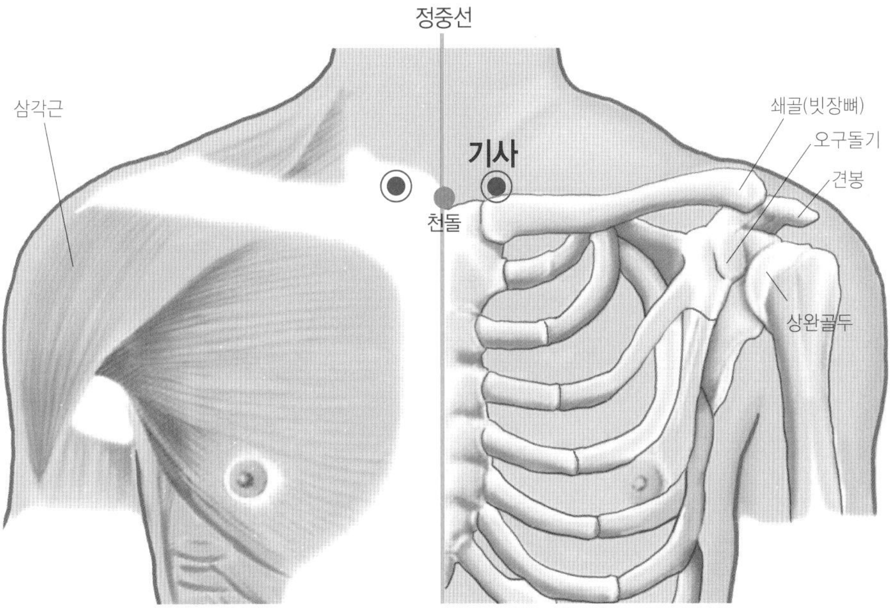

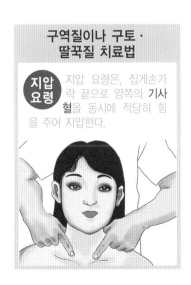

구역질이나 구토 · 딸꾹질 치료법

지압 요령 지압 요령은, 집게손가락 끝으로 양쪽의 **기사혈**을 동시에 적당히 힘을 주어 지압한다.

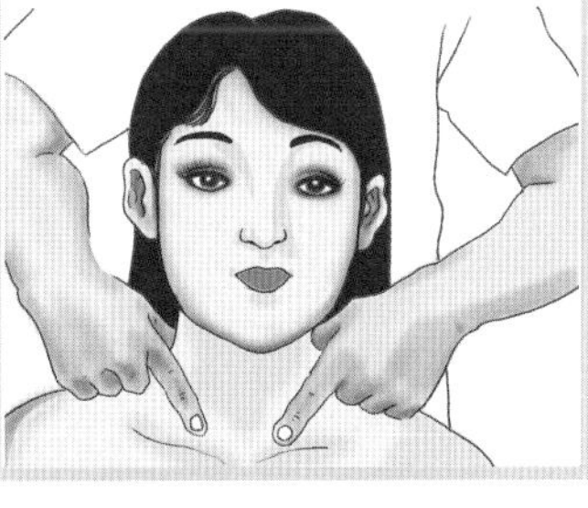

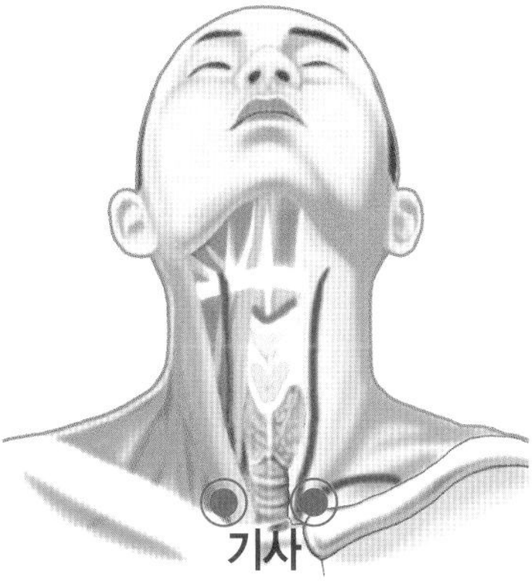

결분(缺盆)혈

효능 이 경혈은 기침, 천식, 호흡 곤란, 기관지염, 감기, 늑막염, 목의 경직, 목의 임파선 결핵, 인후병(咽喉病), 나력(瘰癧), 편도선염, 딸꾹질, 가슴이 아프거나 답답할 때, 늑간신경통, 부종(浮腫) 등에 효과가 있다.

그 밖에 땀이 나면서 오한(惡寒)이 날 때, 상한(上寒)에 열이 내리지 않을 때 등, 만성 열병에도 효과가 있다.

결분혈은 가슴이나 팔로 통하는 신경 통로에 있으므로 이들 부위와 관계되는 증상에 따라 치료하는 것도 좋은 방법이다.

혈자리 앞가슴 부위. 쇄골 위쪽 우묵한 곳의 한가운데로, 정중선에서 양 옆으로 각각 4촌 지점에 있다.

침구법 뜸은 3장을 뜨고 침은 놓지 말아야 한다.〈동인〉

결분혈 찾기

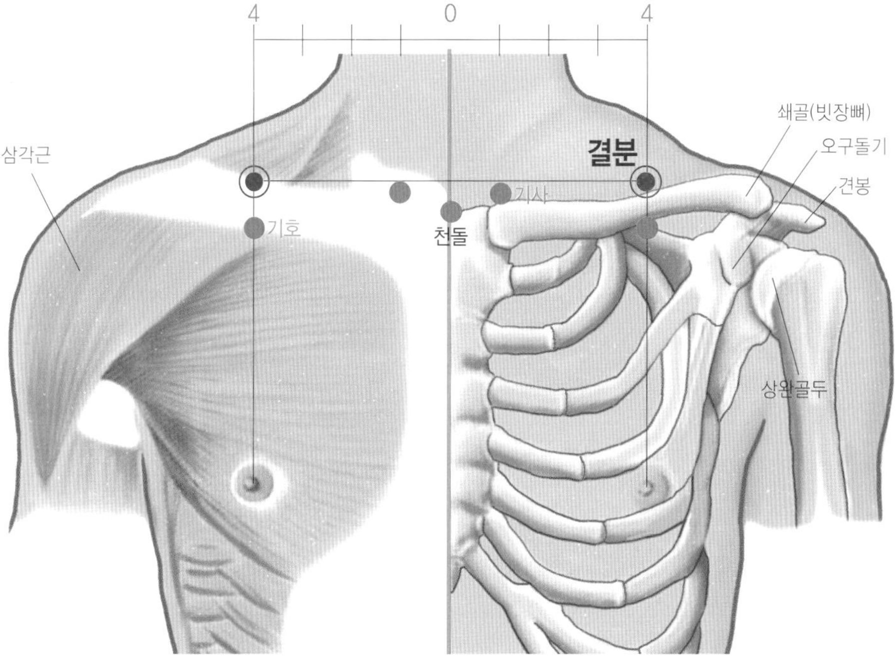

가슴의 통증을 완화시키는 치료법

지압 요령 지압 요령은, 엄지손가락으로 **결분혈**을 깊숙이 꾹 누른다. 환자의 호흡에 맞춰 반복하는 게 좋다.

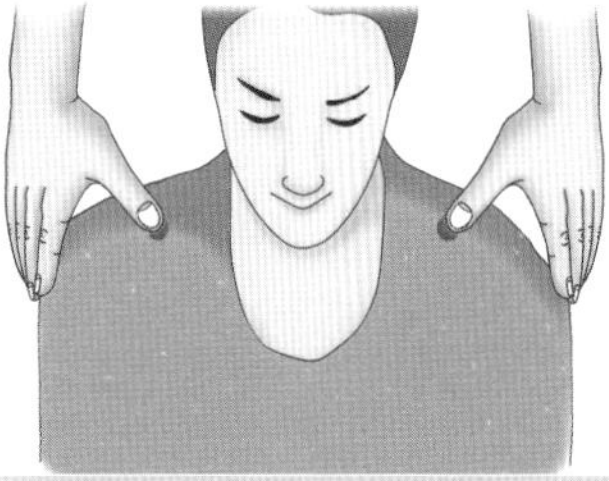

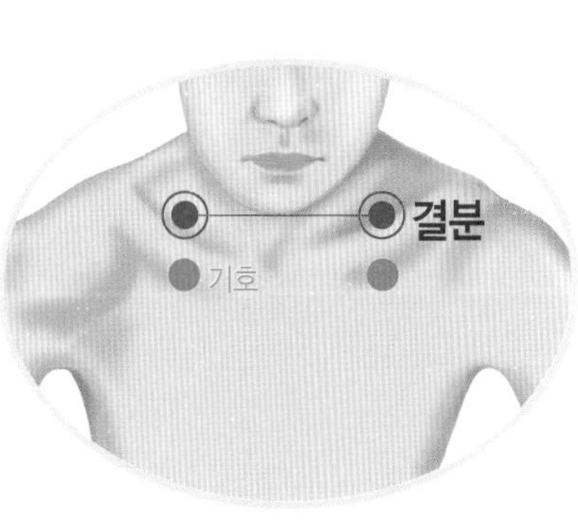

기호(氣戶)혈

효능 이 경혈은 만성 기관지염, 천식, 호흡곤란, 폐결핵, 늑막염, 늑간신경통, 옆구리와 갈비뼈가 아플 때, 가슴과 등이 아플 때 등에 효과가 있다.

그 밖에 토혈(吐血), 진폐증, 딸꾹질 등에도 특효가 있다.

혈자리 앞가슴 부위. 쇄골과 제1늑골 사이의 우묵한 곳으로, 정중선에서 양 옆으로 각각 4촌 지점에 있다.

침구법 침은 3푼을 놓고, 뜸은 3장을 뜬다.〈동인〉
몸을 젖히고 침혈을 잡는다.

기호혈 찾기

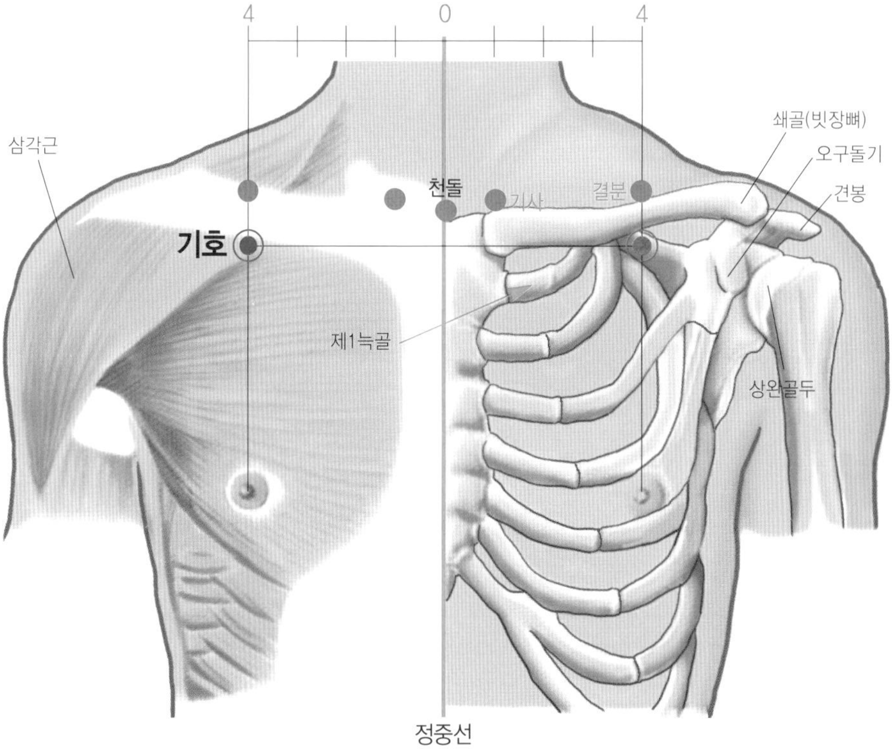
4
0
4
삼각근
쇄골(빗장뼈)
오구돌기
견봉
천돌
기사
결분
기호
제1늑골
상완골두
정중선

고방(庫房)혈

효능 이 경혈은 가슴이 더부룩할 때나 기관지염, 폐렴, 기침, 늑막염, 폐결핵, 앞가슴과 양쪽 옆구리 부위가 부어오르면서 그득할 때 등에 효과가 있다.

그 밖에도 심장병, 호흡곤란, 토혈(吐血) 등에도 효과를 볼 수 있다.

혈자리 기호혈 아래로 갈비뼈 하나를 내려간 우묵한 곳인데, 정중선에서 양 옆으로 각각 4촌 지점에 있다.

침구법 침은 3푼을 놓고, 뜸은 5장을 뜬다.〈동인〉
취혈 요령은, 몸을 젖히고 침혈을 잡는다.

고방혈 찾기

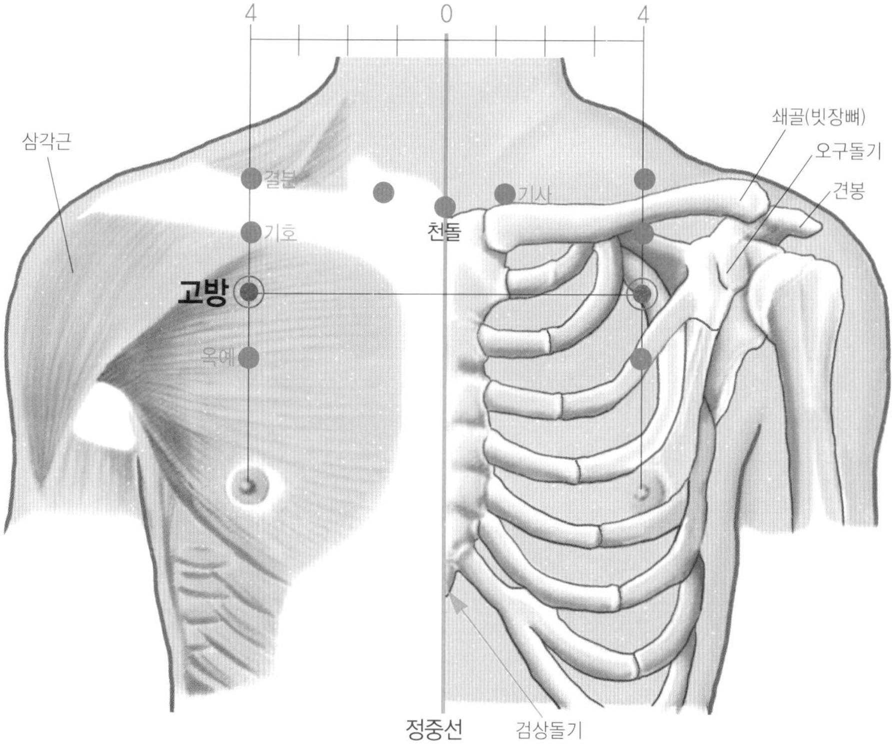

4
0
4
삼각근
쇄골(빗장뼈)
오구돌기
견봉
결분
기사
기호
천돌
고방
옥예
정중선
검상돌기

옥예(屋翳)혈

효능 이 경혈은 유방의 통증이나 유선염(乳腺炎;젖앓이), 기침, 천식, 해소, 결핵, 기관지염, 앞가슴과 양쪽 옆구리 부위가 그득할 때, 늑막염, 늑간신경통, 호흡곤란, 온몸의 부종(浮腫;신체 조직의 틈 사이에 액체가 괴어 있는 것) 등에 효과가 있다.

그 밖에 토혈(吐血), 농혈(膿血), 소아경풍(小兒驚風) 등에도 잘 듣는다.

혈자리 고방혈 아래쪽 제2늑골과 제3늑골 사이의 우묵한 곳인데, 정중선에서 양 옆으로 각각 4촌 지점에 있다.

침구법 침은 3푼을 놓고, 뜸은 5장을 뜬다.〈동인〉
취혈 요령은 몸을 젖히고 침혈을 잡는다.

옥예혈 찾기

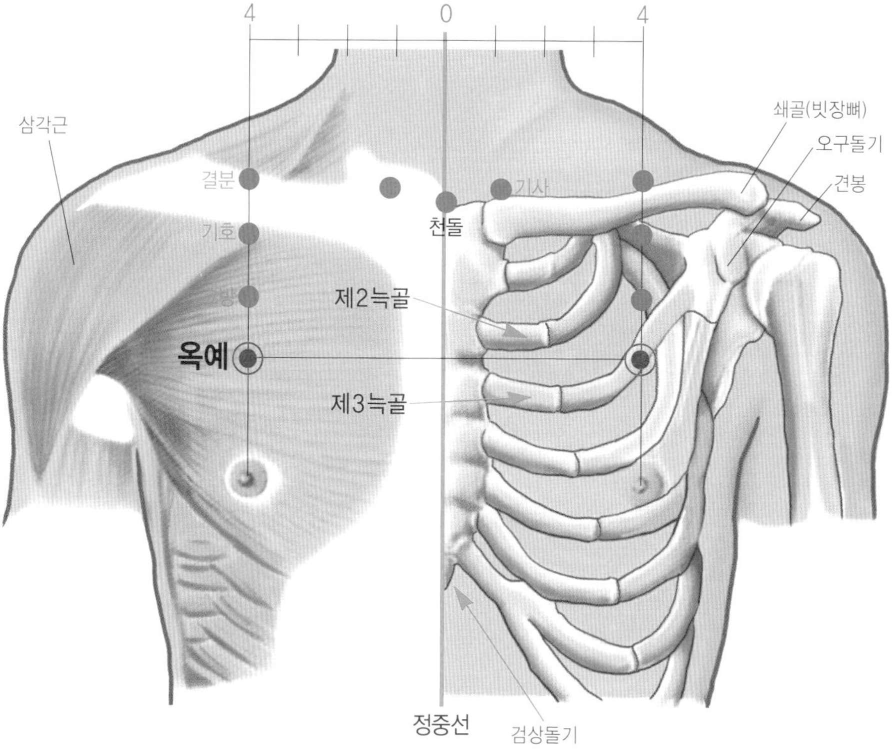

4
0
4
삼각근
결분
기호
기사
천돌
쇄골(빗장뼈)
오구돌기
견봉
제2늑골
옥예
제3늑골
정중선
검상돌기

응창(膺窓)혈

효능 이 경혈은 유선염(乳腺炎;젖앓이)이나 모유가 나오는 부분이 나빠질 때 효과적이다.

그 밖에 천식, 해역(海域;기침을 하면 기운이 치밀어올라 숨이 차는 증상), 가슴이 그득하고 숨이 찰 때, 복명(腹鳴;뱃속에서 소리가 나는 것), 장염, 장의 통증, 장명(腸鳴;장에서 소리가 나는 것), 기관지염, 입술이 부어오를 때, 호흡기 질환, 심장 질환, 가슴이 아플 때, 앞가슴과 양쪽 옆구리 부위가 그득할 때, 늑간신경통 등에도 효과를 본다.

혈자리 옥예혈에서 갈비뼈 하나를 내려와 있다. 즉, 제3늑간에 있다.

침구법 침은 3푼을 놓고, 뜸은 5장을 뜬다.〈동인〉

응창혈 찾기

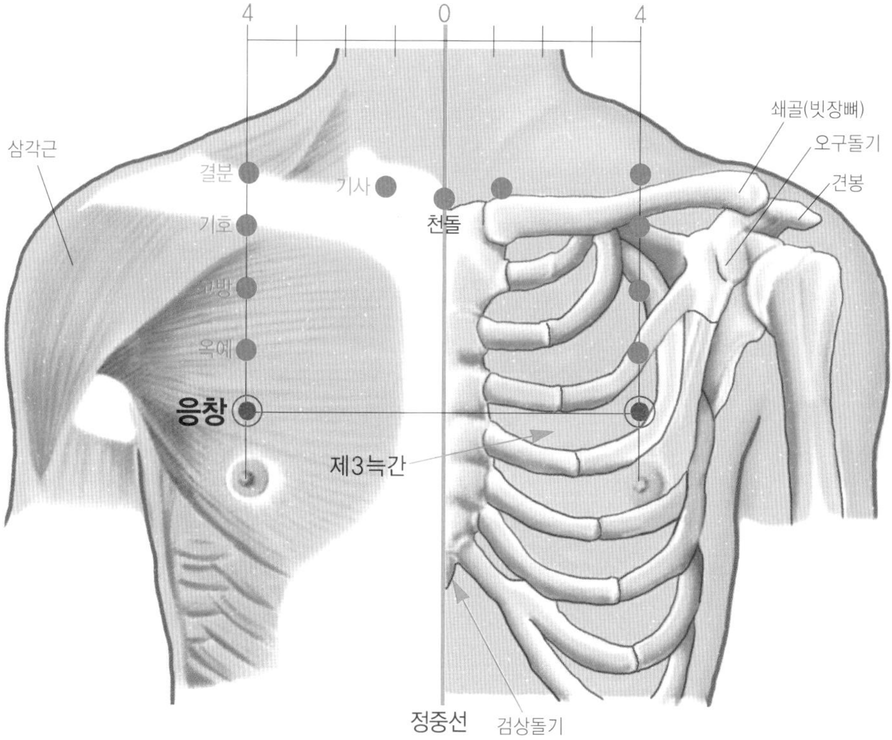

유방 마사지 치료법

지압 요령 지압 요령은 유방 밑을 함께 잡고 **유중혈** 쪽으로 어루만지듯이 잡거나 유방 전체를 마사지하면 더욱 효과적이다.

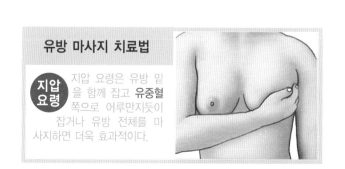

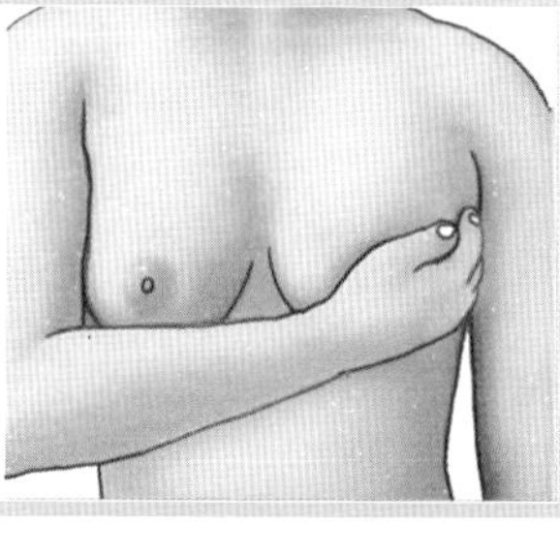

식두(食竇)혈

효능 이 경혈은 가슴이 답답할 때, 폐렴, 폐충혈(肺充血;폐 혈관에 혈액이 많아지는 것), 습성 늑막염, 간염, 기관지염, 늑간신경통, 장의 통증, 폐기종, 간염 등에 효과가 있다.

그 밖에 반위(反胃;음식물이 들어가면 토하는 병증), 트림, 복수(腹水), 위염, 유즙부족 등에도 잘 듣는다.

이 경혈은 지압이나 마사지를 해도 상당한 효과를 볼 수 있다.

혈자리 제5늑골과 제6늑골 사이이며, 정중선에서 양 옆으로 각각 6촌 떨어진 지점에 있다.

침구법 침은 4푼을 놓고, 뜸은 5장을 뜬다.〈동인〉
취혈 요령은 팔을 들고 침혈을 잡는다.

식두혈 찾기

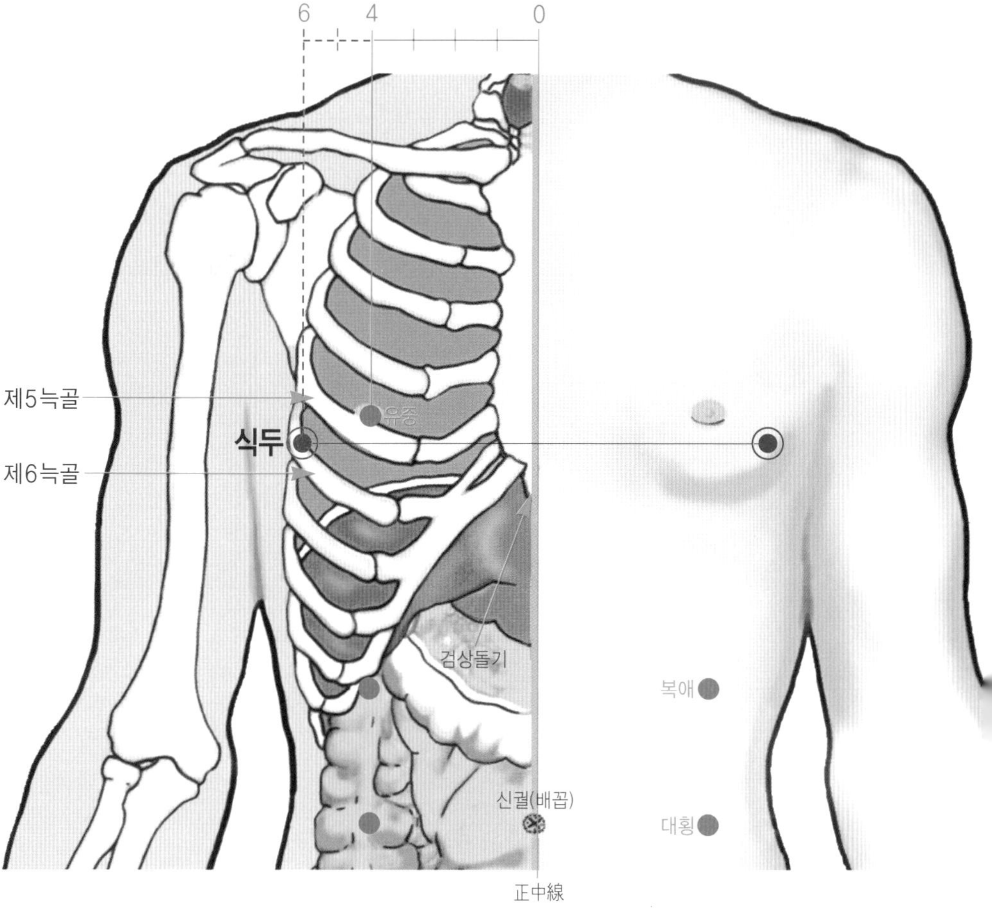

천계(天谿)혈

효능 이 경혈은 가슴 통증이나 가슴이 답답함을 풀어 준다. 또한 늑간신경통, 기관지염, 딸꾹질, 젖앓이, 폐렴, 젖이 부족할 때, 심계항진(心悸亢進;가슴이 두근거림)에 효과가 있다.

특히 출산 후 유방이 붓거나 고열이 날 때 천계혈을 지압하면 곧 유방의 부종(浮腫;신체 조직의 틈 사이에 액체가 괴어 있는 것)이 가라앉고 열도 내려간다.

이 경혈은 지압이나 마사지를 해도 상당한 효과를 볼 수 있다.

혈자리 제4늑골과 제5늑골 사이이며, 정중선에서 양 옆으로 각각 6촌 떨어진 지점에 있다.

침구법 침은 4푼을 놓고, 뜸은 5장을 뜬다.〈동인〉
몸을 젖히고 침혈을 잡는다.

천계혈 찾기

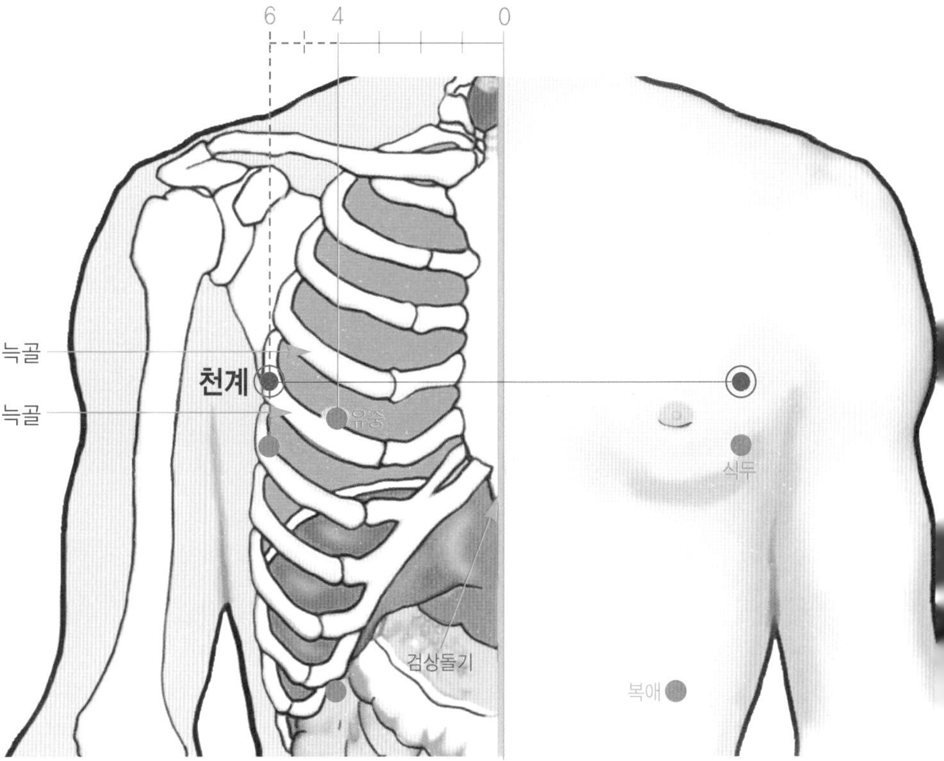

유방이 부었을 때의 치료법

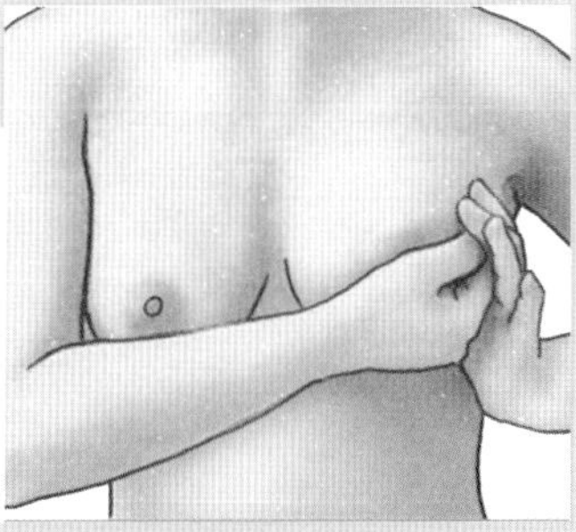

지압 요령 집게손가락과 가운뎃손가락을 가지런하게 놓고 **식두혈**을 가볍게 지압을 하거나 유방 아랫부분을 따라서 어루만져 준다. **유근혈**과 지압 요령이 비슷하다.

주영(周榮)혈

효능 이 경혈은 기관지염이나 늑막염, 늑간신경통, 호흡곤란, 기침, 딸꾹질, 가슴과 등의 통증, 가슴과 옆구리 부위가 그득할 때, 젖앓이, 폐렴 등에 효과가 있다.

그 밖에 식도협착, 소화장애, 흉막염(胸膜炎), 기관지확장증, 폐농염(肺膿炎), 피가 섞인 가래침이 나올 때 등에도 잘 듣는다.

이 경혈은 지압이나 마사지를 해도 상당한 효과를 볼 수 있다.

혈자리 제2늑간 부위이며, 정중선에서 양옆으로 각각 6촌 떨어진 지점에 있다.

침구법 침은 4푼을 놓고 뜸은 뜨지 말아야 한다.〈동인〉
취혈 요령은 몸을 젖히고 침혈을 잡는다.

주영혈 찾기

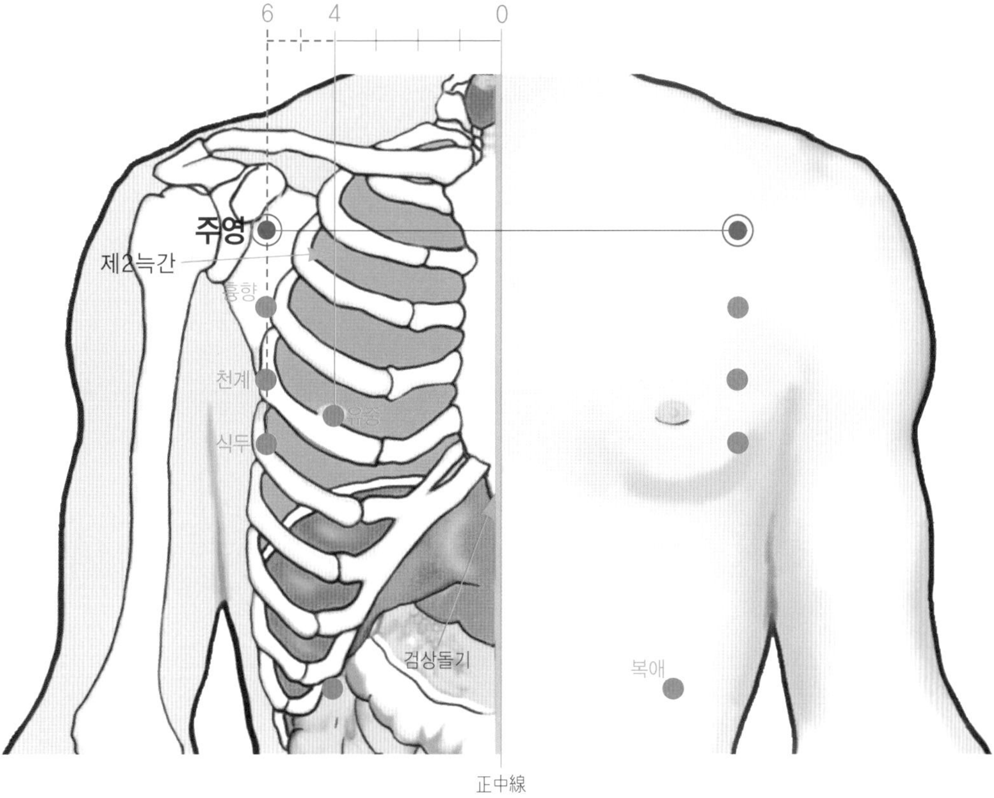

6
4
0
주영
제2늑간
흉향
천계
유중
식두
검상돌기
복애
正中線

보랑(步廊)혈

효능 이 경혈은 폐기(肺氣)를 펴서 기를 다스리는 효능이 있으므로 흉막염이나 기관지염, 기침, 천식, 구토, 비염, 늑간신경통 등에 효과가 있다.

또한 심장병, 젖앓이, 입맛이 없을 때, 코염, 후각감퇴, 복직근(腹直筋;배의 앞 좌우 나란히 위아래로 있는 근육) 경련에도 특효가 있다.

혈자리 제5늑간 부위이며, 정중선에서 양옆으로 각각 2촌 지점의 우묵한 곳에 있다.

침구법 침은 2푼을 놓고, 뜸은 5장을 뜬다.〈동인〉
취혈 요령은 몸을 뒤로 젖히고 침혈을 잡는다.〈동인〉

보랑혈 찾기

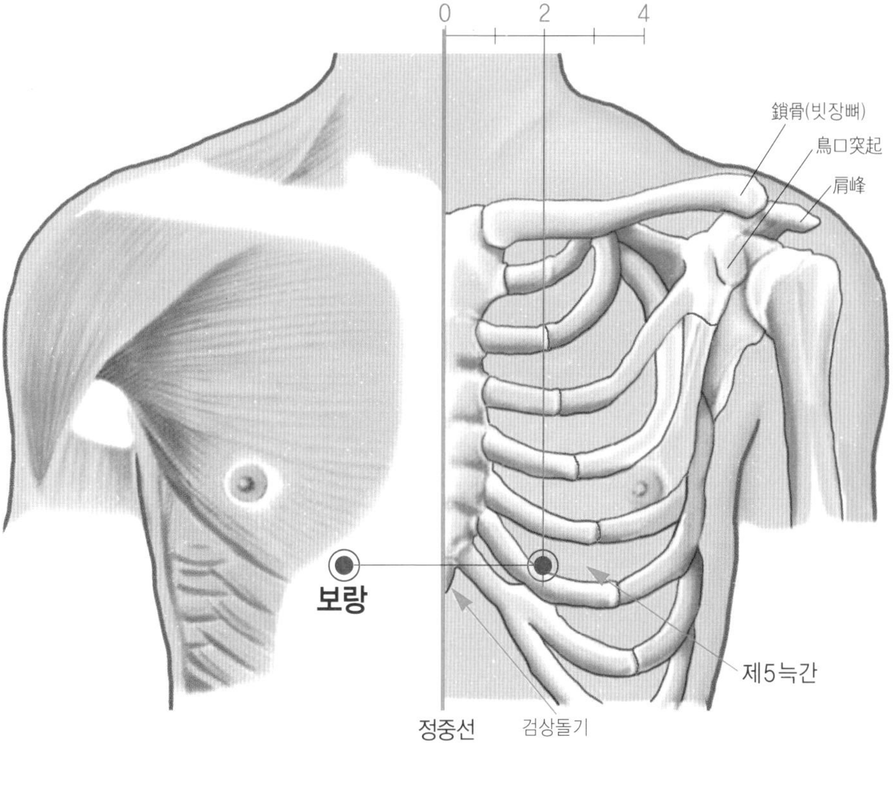

0
2
4
鎖骨(빗장뼈)
烏口突起
肩峰
보랑
제5늑간
정중선
검상돌기

신봉(神封)혈

효능 이 경혈은 심장병이나 협심증(狹心症) 등의 원인으로 생기는 여러 가지 증상에 효과가 있을 뿐만 아니라 옆구리가 아플 때, 늑간신경통, 기침, 천식, 숨쉬기 곤란할 때, 입맛이 없을 때, 기관지염, 코염, 식도경련, 구역질 등에 효과가 있다.

그 밖에 유선염(乳腺炎;젖앓이), 유방이 땅기고 모유가 나오지 않는 경우에도 잘 듣는다.

혈자리 제4늑간 부위이며, 정중선에서 양옆으로 각각 2촌 지점의 우묵한 곳에 있다.

침구법 침은 3푼을 놓고, 뜸은 5장을 뜬다.〈동인〉
취혈 요령은 몸을 뒤로 젖히고 침혈을 잡는다.

신봉혈 찾기

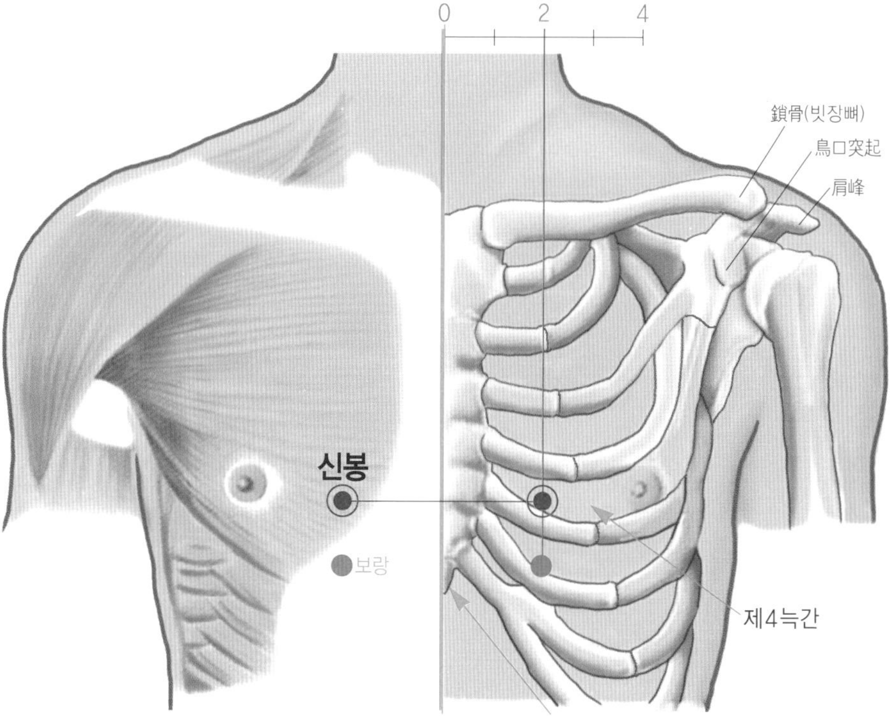

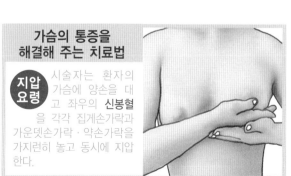

가슴의 통증을 해결해 주는 치료법

지압 요령 시술자는 환자의 가슴에 양손을 대고 좌우의 **신봉혈**을 각각 집게손가락과 가운뎃손가락 · 약손가락을 가지런히 놓고 동시에 지압한다.

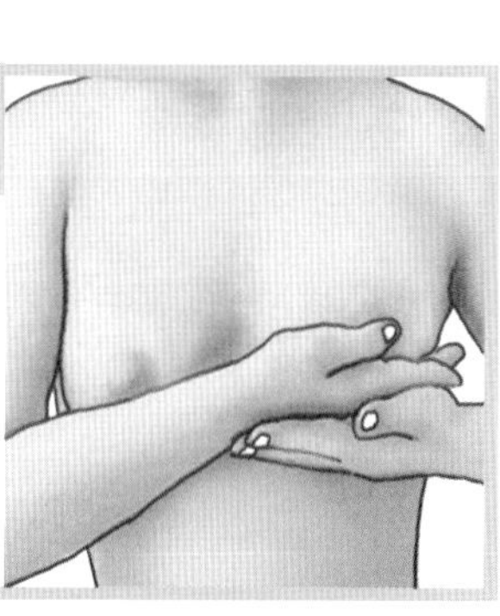

영허(靈墟)혈

효능 이 경혈은 신봉혈과 효과가 같은데, 심장병이나 협심증(狹心症) 등의 원인으로 생기는 여러 가지 증상, 가슴이 아프고 기침을 하면 옆구리가 뻐듯할 때, 유방에 종기가 날 때, 옆구리가 아플 때, 기침, 천식, 가래가 많이 날 때, 구토, 유선염(乳腺炎;젖앓이), 늑간신경통, 숨쉬기 곤란할 때, 입맛이 없을 때, 기관지염, 코염, 구역질 등에 효과가 있다.

그 밖에 식도암, 식도경련 등, 식도 질환에도 특효가 있다.

혈자리 제3늑간 부위이며, 정중선에서 양옆으로 각각 2촌 지점의 우묵한 곳에 있다.

침구법 침은 3푼을 놓고, 뜸은 5장을 뜬다.〈동인〉
취혈 요령은 몸을 뒤로 젖히고 침혈을 잡는다.

영허혈 찾기

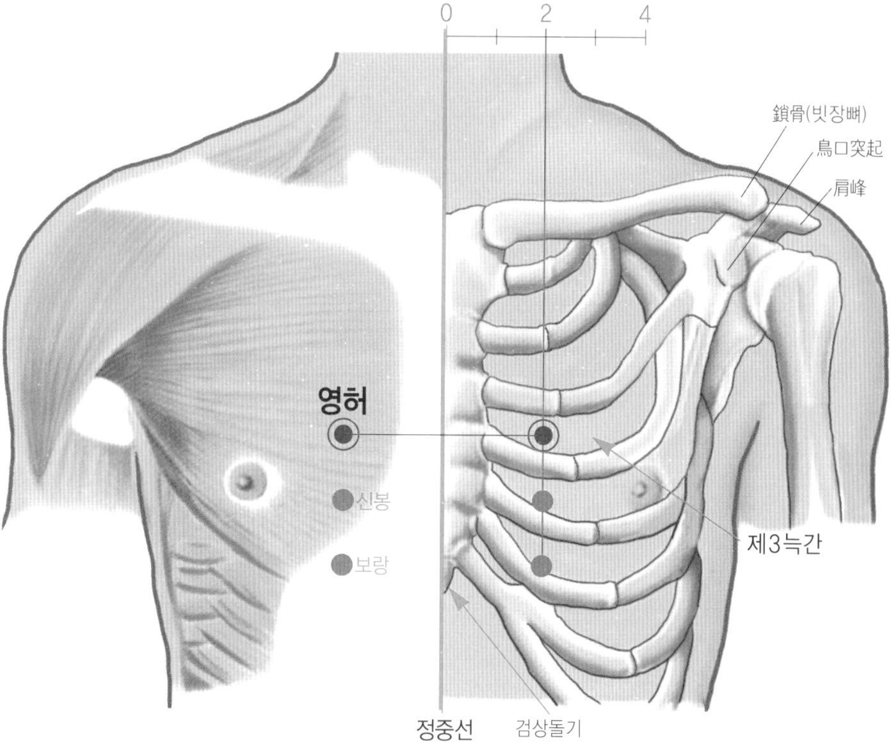

0
2
4
鎖骨(빗장뼈)
烏口突起
肩峰
영허
신봉
보랑
제3늑간
정중선
검상돌기

신장(神藏)혈

효능 이 경혈은 신봉 · 영허혈과 같은 효과가 있는데, 가슴이 아플 때, 심통(心痛;심장 · 명치 부위의 통증), 기침을 하면 옆구리가 뻐듯하며 유방에 종기가 날 때, 옆구리 통증, 기침, 천식, 구토, 구역질, 숨쉬기 곤란할 때, 입맛이 없을 때, 기관지염, 코염 등에 효과가 있다.

그 밖에 식도암, 식도경련 등, 식도 질환에도 특효가 있다.

혈자리 제2늑간 부위이며, 정중선에서 양옆으로 각각 2촌 지점의 우묵한 곳에 있다.

침구법 침은 3푼을 놓고, 뜸은 5장을 뜬다.〈동인〉
취혈 요령은 몸을 뒤로 젖히고 침혈을 잡는다.

신장혈 찾기

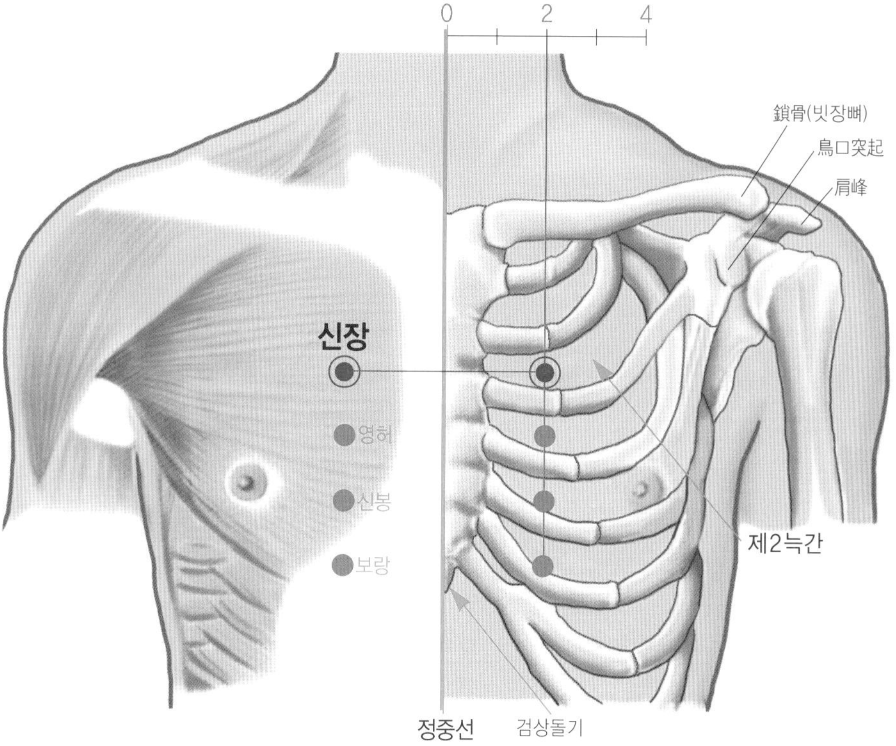

0
2
4
鎖骨(빗장뼈)
鳥口突起
肩峰
신장
영허
신봉
보랑
제2늑간
정중선
검상돌기

욱중(彧中)혈

효능 이 경혈은 구역질, 식도협착, 딸꾹질 등의 식도 질환 외에 도한(盜汗;잠잘 때 땀을 흘리는 증상), 가슴과 옆구리가 결리고 아플 때, 또한 늑간신경통, 심계항진(心悸亢進;가슴이 두근거림)과 같은 심장 질환에 매우 효과가 있다.

그 밖에 기침이 멈추지 않거나 기관지천식, 기관지염, 천식 발작 등의 기관지 질환과 식욕이 떨어지는 증상 등, 여러 가지 증상에도 효과가 있다.

혈자리 제1늑간 부위이며, 정중선에서 양옆으로 각각 2촌 지점의 우묵한 곳에 있다.

침구법 침은 4푼을 놓고, 뜸은 5장을 뜬다.〈동인〉
취혈 요령은 몸을 뒤로 젖히고 침혈을 잡는다.

욱중혈 찾기

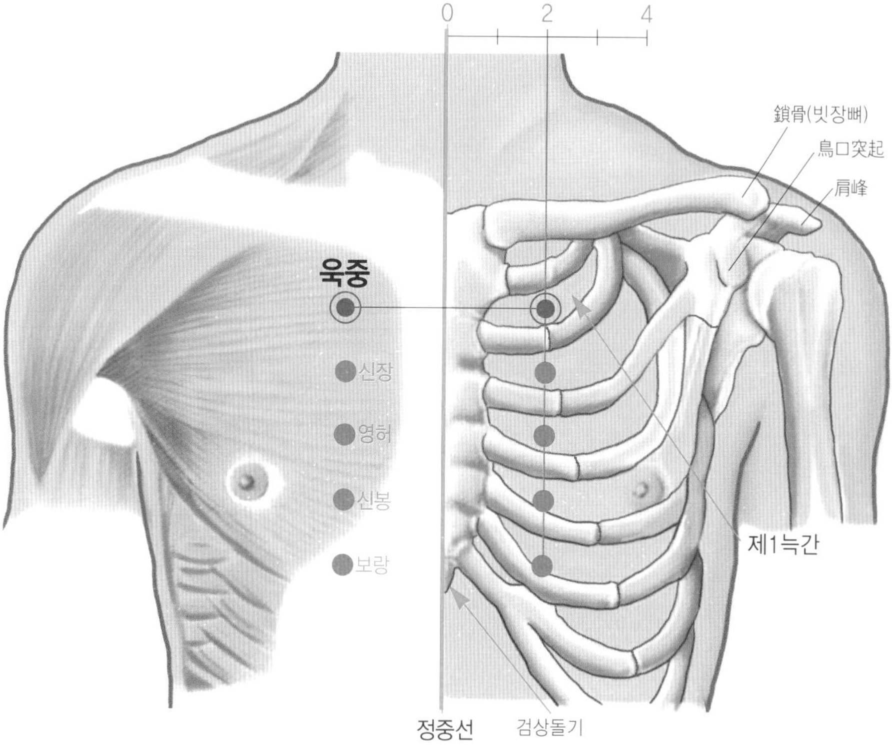

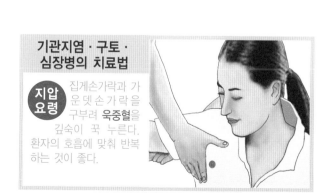

기관지염 · 구토 · 심장병의 치료법

지압 요령 집게손가락과 가운뎃손가락을 구부려 **욱중혈**을 깊숙이 꾹 누른다. 환자의 호흡에 맞춰 반복하는 것이 좋다.

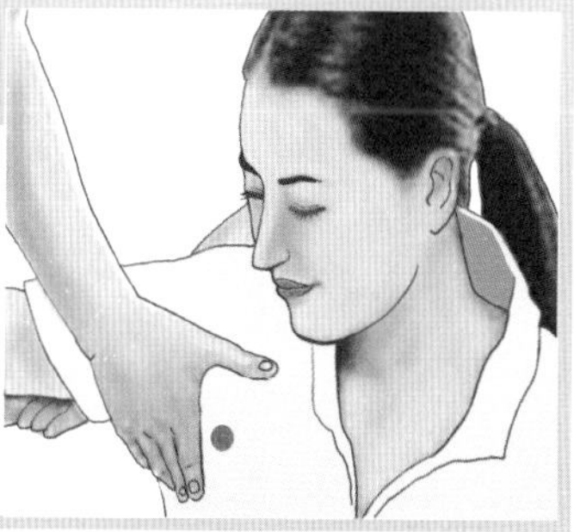

유부(兪府)혈

효능 이 경혈은 목 아래와 아주 가까운 곳이므로 식도나 기도와 연관된 질병 치료에 효과가 있다. 따라서 식도협착, 천식, 숨쉬기 곤란할 때, 기관지염, 폐기종 등에 잘 듣는다.

그 밖에 늑막염, 늑간신경통, 가슴이 아플 때, 구토, 구역질 등의 증상을 완화시키거나 심장의 질환 등에도 효과가 있다.

이 유부혈은 지압이나 안마를 하여도 좋은 효과를 볼 수 있는 곳이다.

혈자리 쇄골 바로 아래, 정중선에서 양 옆으로 각각 2촌 지점의 우묵한 곳에 있다.

침구법 침은 3푼을 놓고, 뜸은 5장을 뜬다.〈동인〉
취혈 요령은 몸을 뒤로 젖히고 침혈을 잡는다.

유부혈 찾기

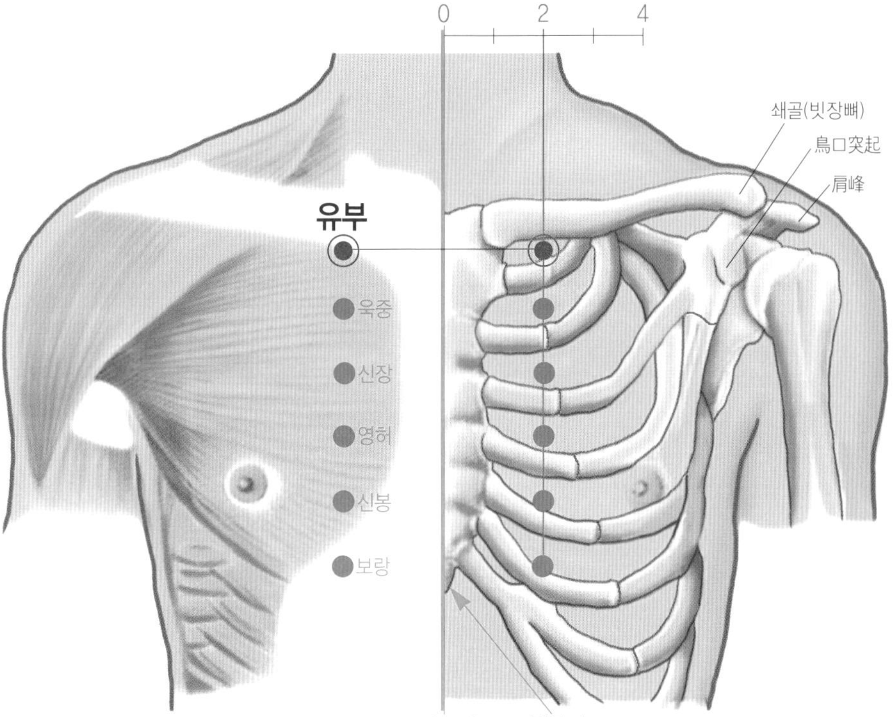

기관지염 · 구토 · 심장병의 치료법

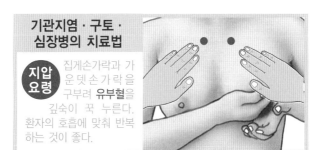

지압 요령 집게손가락과 가운뎃손가락을 구부려 **유부혈**을 깊숙이 꾹 누른다. 환자의 호흡에 맞춰 반복하는 것이 좋다.

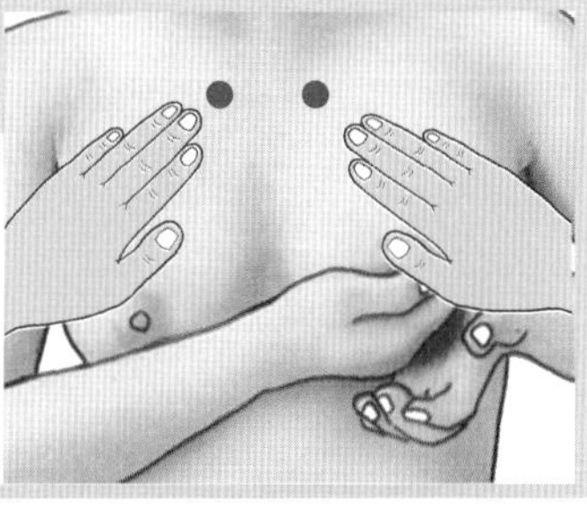

천지(天池)혈

효능 이 경혈은 심포락, 삼초, 담과 간의 여러 경혈이 만나는 혈로서 가슴을 풀어주고 기의 운행을 다스리며 마음을 편안하게 하여 정신을 안정시키는 효능이 있다.

따라서 심장의 통증, 협심증, 심계항진(心悸亢進) 등의 심장성 질환 등에 효과가 있다. 또한 기침, 천식, 기관지염, 겨드랑이 임파선염, 흉근통, 늑간신경통에도 특효가 있다.

그 밖에 두통, 나력(瘰癧;목 뒤나 귀 뒤, 사타구니 쪽 등에 생긴 크고 작은 멍울), 학질, 유선염(乳腺炎;젖앓이), 시력장애 등에도 효과가 있다.

혈자리 겨드랑이 아래의 젖꼭지에서 옆으로 1촌 나가 겨드랑이와 수평이 되는 제4늑간에 있다.

침구법 침은 1푼을 놓고 3번 숨쉴 동안 꽂아 두며, 뜸은 1장을 뜬다.〈영추〉

천지혈 찾기

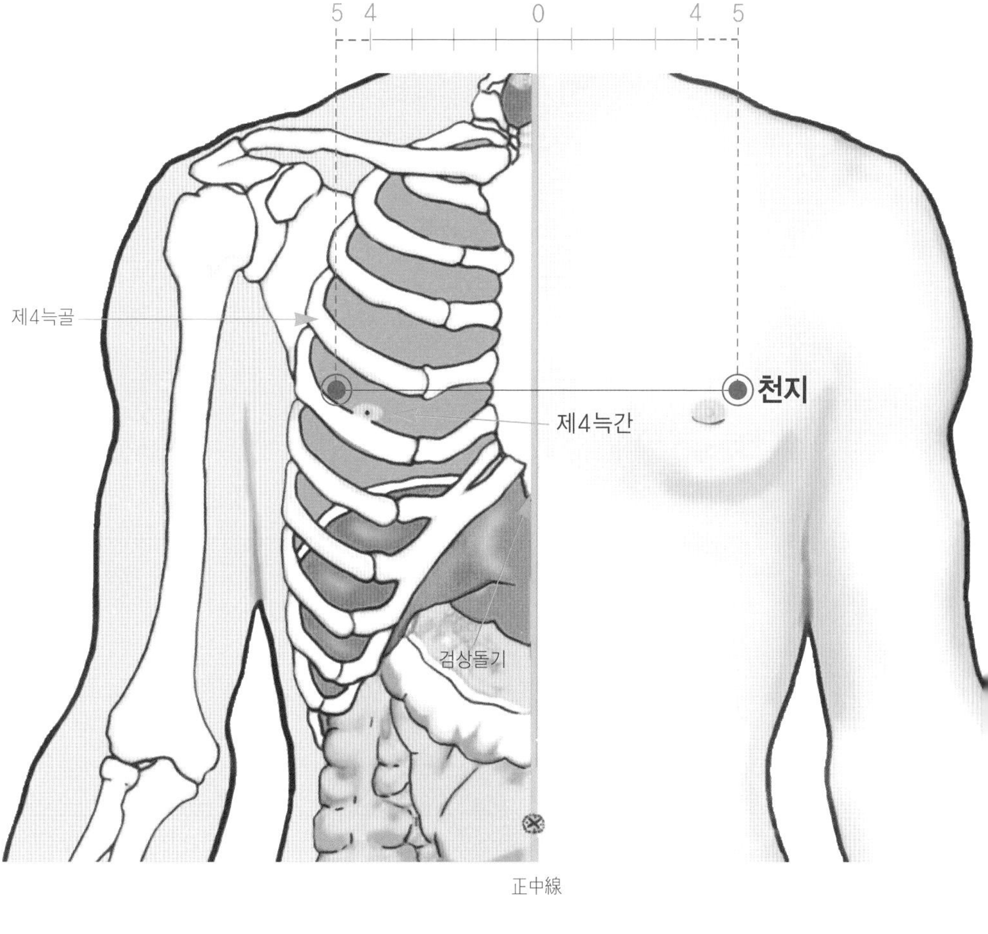

구미(鳩尾)혈

효능 이 경혈은 두통, 편두통, 인후병(咽喉病), 기침, 호흡곤란, 가슴이 아플 때, 가슴이 답답할 때, 심장병 등에 효과가 있다.

그 밖에 신경쇠약, 간질 등의 정신 질환, 어린이가 밤에 자지 않고 계속 울 때, 또한 구토, 구역질하고 마구 토할 때, 급성 위장염, 딸꾹질 등에도 잘 듣는다.

혈자리 앞 정중선 위, 칼몸통결합에서 아래쪽으로 1촌 지점에 있다.

침구법 이 침혈에 뜸을 뜨면 심력이 적어지고 건망증이 생긴다. 또한 침 놓기가 어려우며 잘못하면 기를 많이 소모하여 오래 살지 못한다. 그러므로 침과 뜸을 다 놓지 말아야 한다.〈동인〉

구미혈 찾기

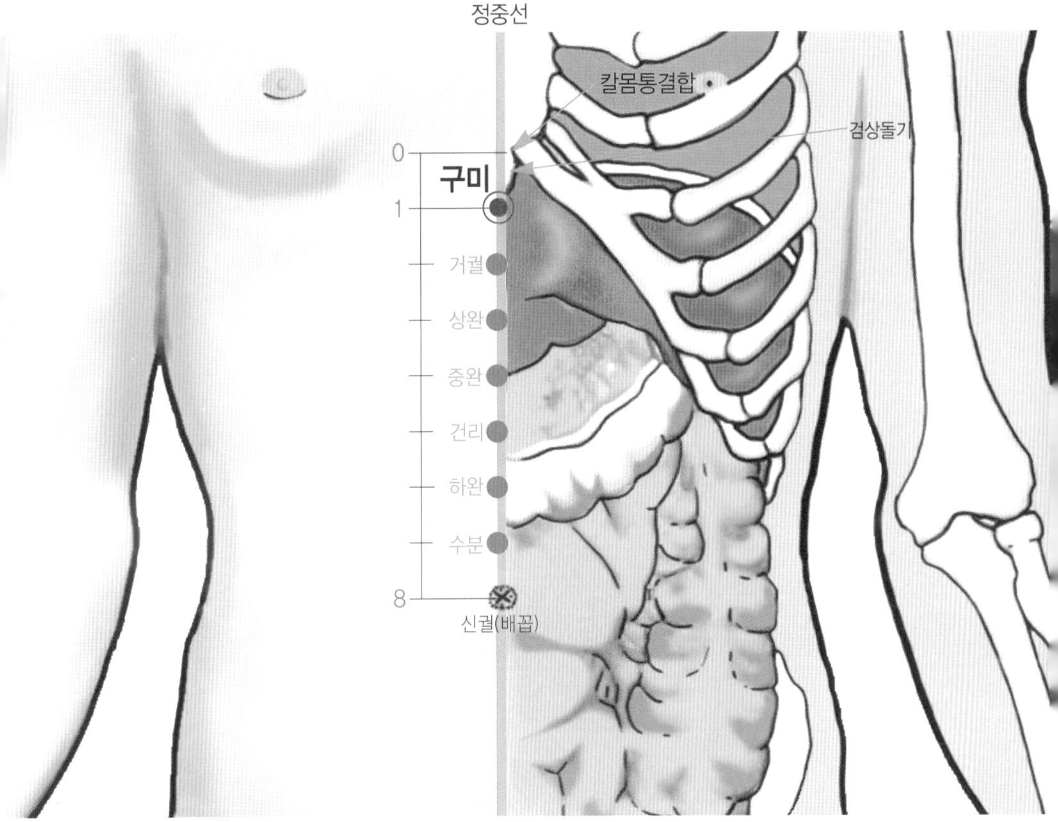
정중선
칼몸통결합
검상돌기
0
구미
1
거궐
상완
중완
건리
하완
수분
8
신궐(배꼽)

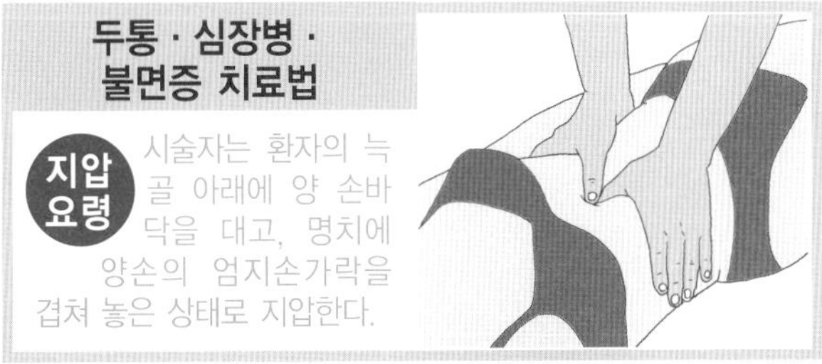
두통 · 심장병 · 불면증 치료법
지압 요령
시술자는 환자의 늑골 아래에 양 손바닥을 대고, 명치에 양손의 엄지손가락을 겹쳐 놓은 상태로 지압한다.

단중(膻中)혈

효능 이 경혈은 심장 질환인 심장병, 협심증, 심계항진(心悸亢進)으로 인한 호흡 곤란, 흉통(胸痛;가슴 통증) 등을 완화시키는 효과가 있다.

그 외에 늑간신경통, 늑막염, 기침, 천식, 만성 기관지염, 식도암, 폐결핵, 주름살, 얼굴의 기미, 유방의 통증, 유즙부족(乳汁不足;산후에 젖이 적게 나오는 것), 유선염(乳腺炎;젖앓이) 등과 우울증 · 초조함 · 히스테리 등의 신경 질환에도 잘 듣는다.

혈자리 앞가슴의 정중선 위로, 제4늑간과 같은 높이에 있다.
젖꼭지와 같은 높이에 있다.

침구법 뜸은 7~49장을 뜨고, 침은 놓지 말아야 한다.

단중혈 찾기

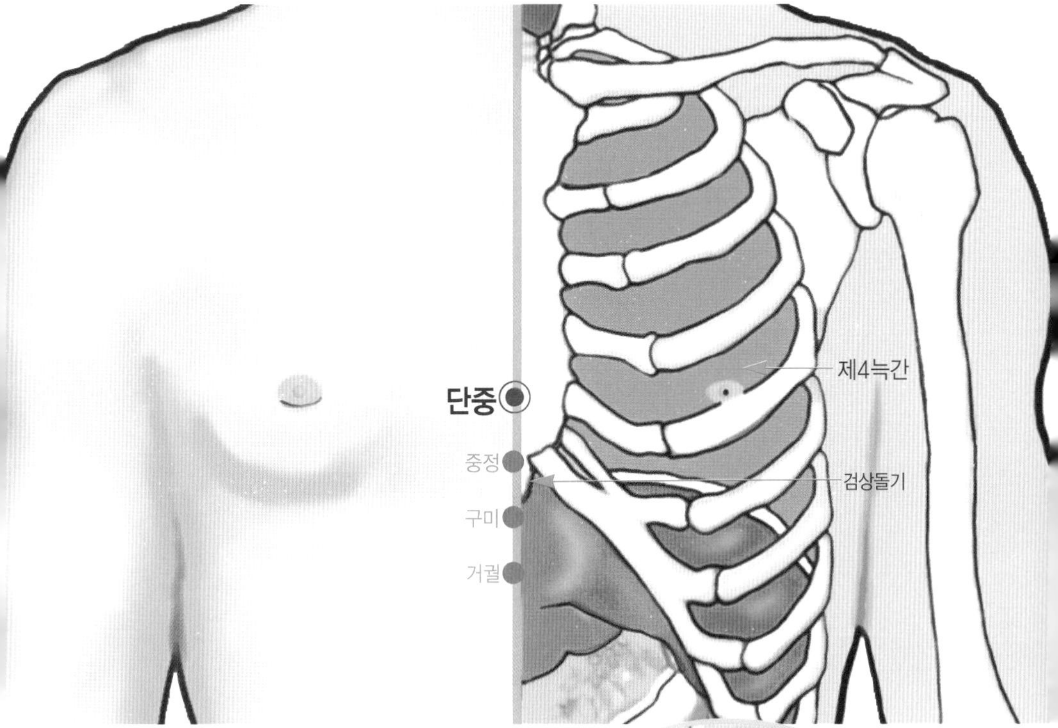

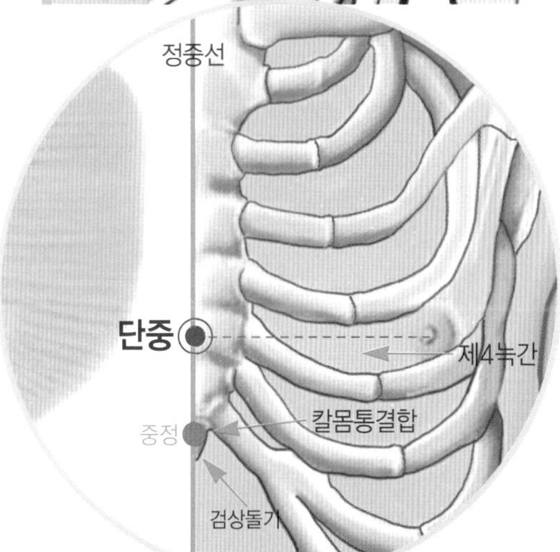

호흡 곤란을 풀어 주는 치료법

지압 요령 환자를 반듯하게 눕히고 시술자는 환자 옆에 무릎을 댄 다음 환자의 가슴 중앙에 양 손가락을 가지런히 겹쳐 가운뎃손가락 끝으로 지압을 반복한다.

옥당(玉堂)혈

효능 이 경혈은 흉만(胸滿;가슴이 그득한 증상), 번심(煩心;가슴이 번거롭고 답답하면서 몸이 편안하지 않은 증상), 심장병이나 가슴이 아플 때, 기관지염, 폐기종(肺氣腫;폐가 계속 커지는 병), 늑막염 등에 효과가 있다.

그 밖에 기침, 천식, 식도협착, 구역질, 신생아가 젖을 토할 때 등에도 잘 듣는다.

혈자리 앞가슴의 정중선 위로, 제3늑간과 같은 높이에 있다.

침구법 침은 3푼을 놓고, 뜸은 5장을 뜬다.〈동인〉
취혈 요령은 머리를 뒤로 젖히고 침혈을 잡는다.

옥당혈 찾기

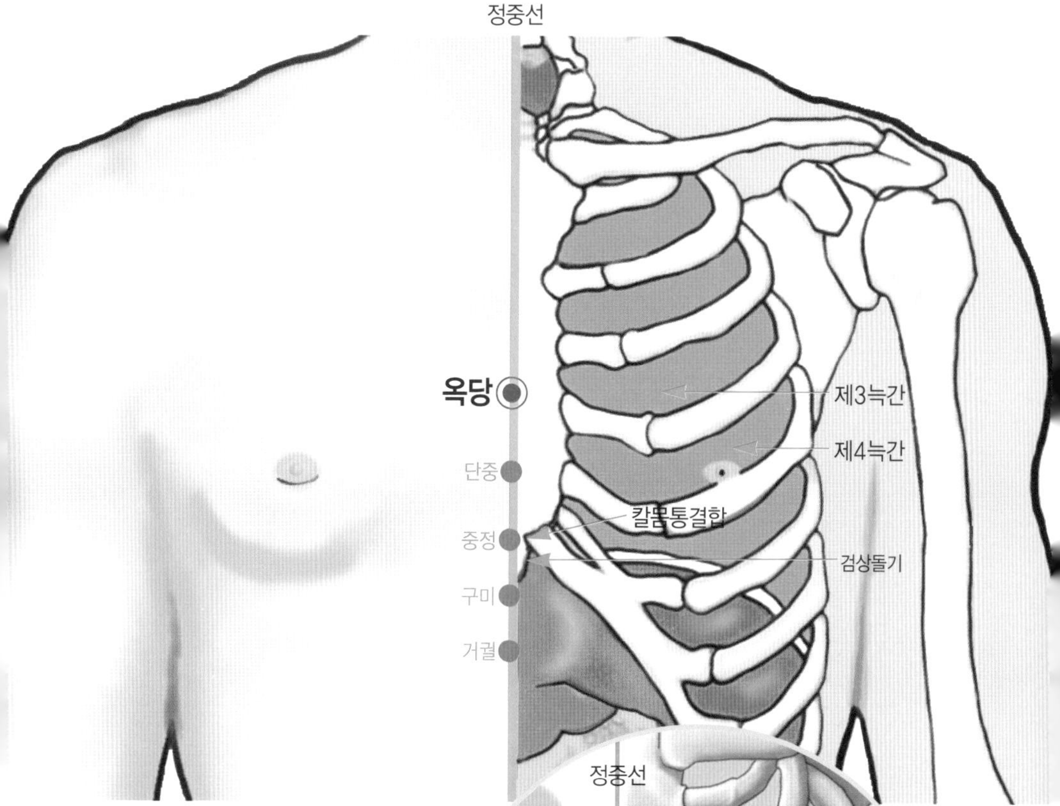
정중선
옥당
제3늑간
제4늑간
단중
칼몸통결합
중정
검상돌기
구미
거궐

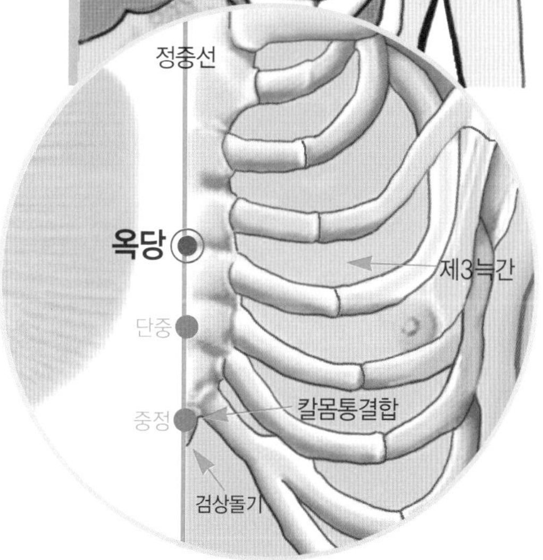
정중선
옥당
제3늑간
단중
칼몸통결합
중정
검상돌기

자궁(紫宮)혈

효능 이 경혈은 기관지염, 폐결핵, 기침, 해소, 기관지확장증 등의 기관지 질환에 효과가 있다.

그 밖에 늑막염, 구역질, 호흡곤란, 목구멍이 막히는 인후병(咽喉病;목구멍의 병) 등과 식도 질환인 식도협착 등에도 잘 듣는다.

혈자리 앞가슴의 정중선 위로, 제2늑간과 같은 높이에 있다.

침구법 침은 3푼을 놓고, 뜸은 5장을 뜬다.〈동인〉

취혈 요령은 머리를 뒤로 젖히고 침혈을 잡는다.

자궁혈 찾기

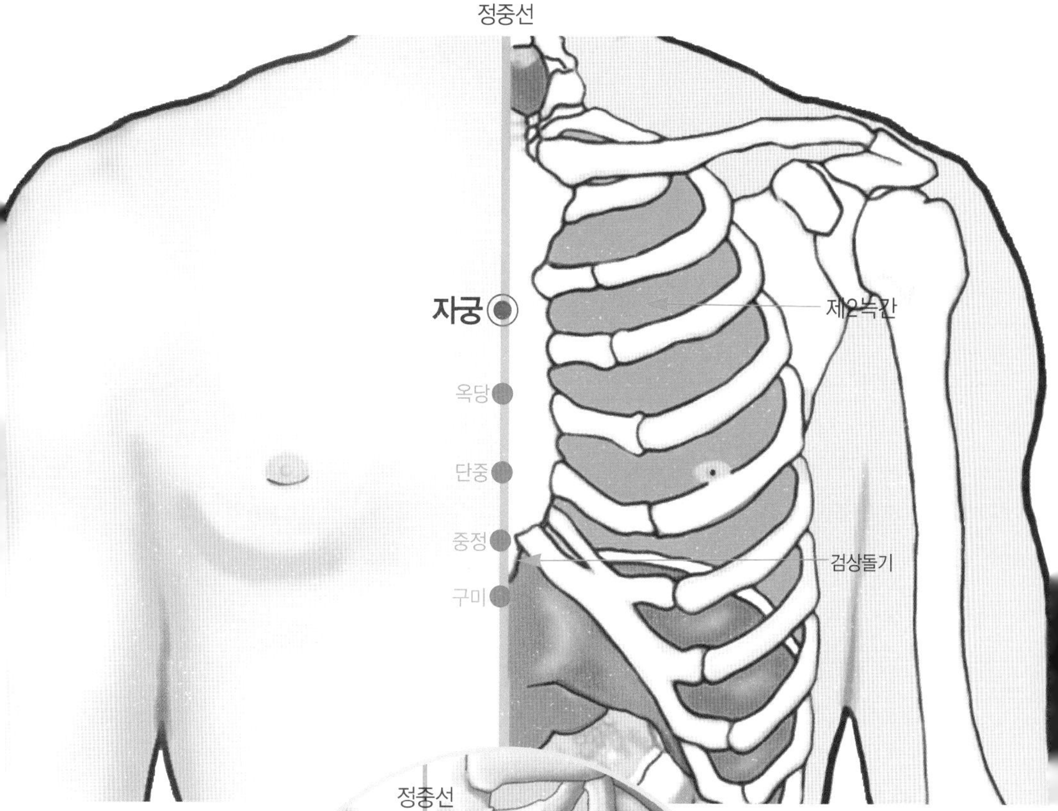
정중선
자궁
옥당
단중
중정
구미
제2늑간
검상돌기

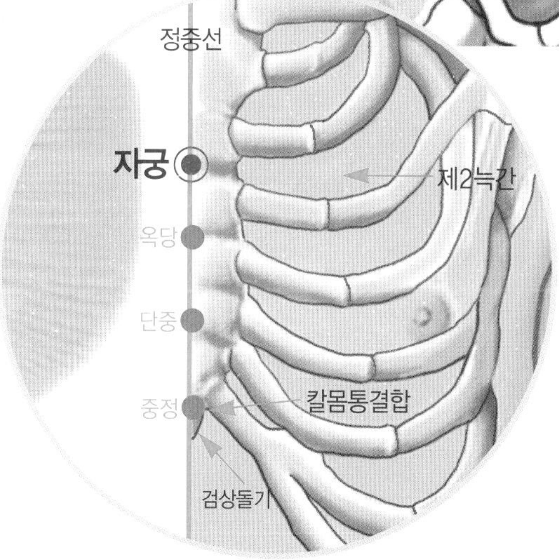
정중선
자궁
옥당
단중
중정
제2늑간
칼몸통결합
검상돌기

화개(華蓋)혈

효능 이 경혈은 호흡기 질환과 가슴에 관련된 모든 질환에 효과가 있다. 따라서 기침, 천식, 호흡곤란, 기관지염 등에 효과가 있다.

그 밖에 늑간신경통, 흉통(胸痛;가슴의 통증), 인후염, 인후병, 목젖의 염증, 목이 쉴 때 등에도 잘 듣는다.

혈자리 앞가슴의 정중선 위로, 제1늑간과 같은 높이에 있다.

침구법 취혈 요령은 머리를 뒤로 젖히고 침혈을 잡는다.

화개혈 찾기

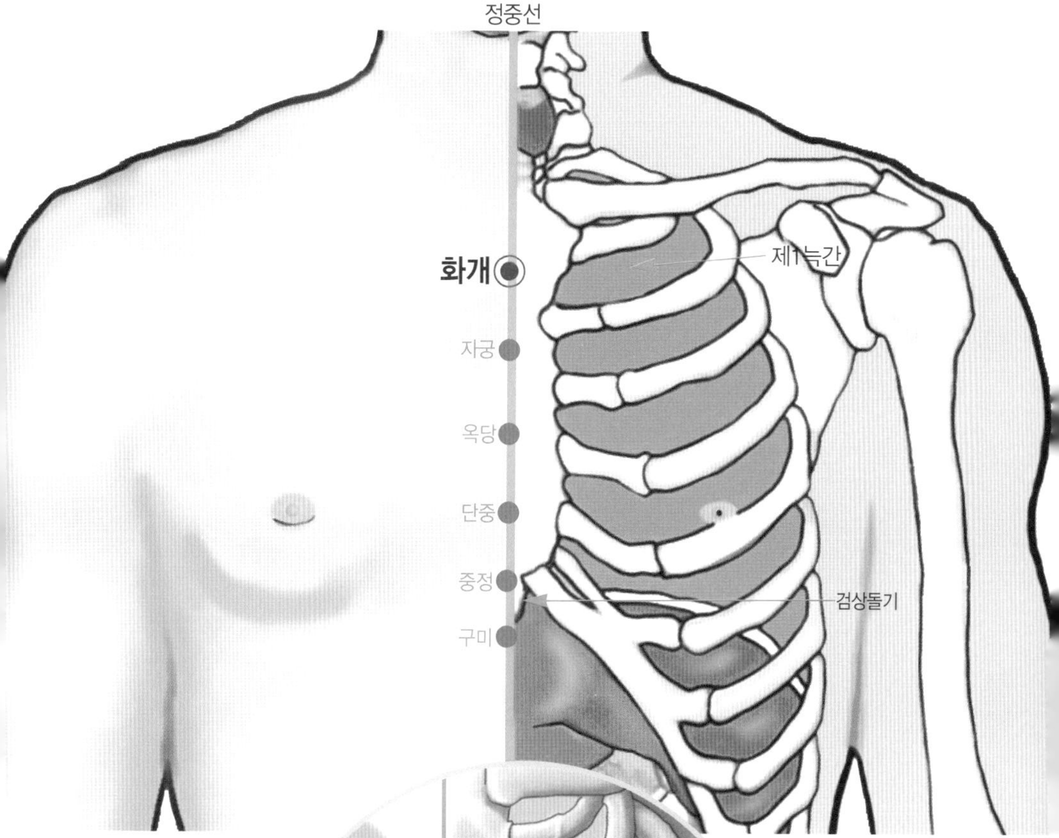
정중선
화개
자궁
옥당
단중
중정
구미
제1늑간
검상돌기

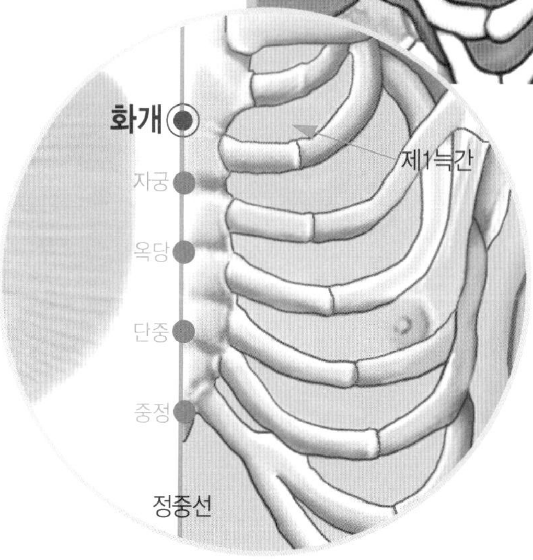
화개
제1늑간
자궁
옥당
단중
중정
정중선

선기(璇璣)혈

효능 이 경혈은 먹은 음식이 소화가 되지 않아서 일어나는 가슴의 통증, 식도에 경련이 일어났을 때, 분문(噴門;식도에서 위로 접속되는 부분)에 경련이 일어났을 때 등의 소화기 질환에 효과가 있다.

그 밖에 인후병, 늑막염, 기침, 기관지천식, 만성 기관지염, 호흡곤란, 인후병(咽喉病), 옆구리의 통증 등에도 잘 듣는다.

혈자리 앞가슴의 정중선 위, 목아래패임에서(천돌혈) 아래쪽으로 1촌 지점에 있다.

침구법 침은 3푼을 놓고, 뜸은 5장을 뜬다.〈동인〉
취혈 요령은 머리를 뒤로 젖히고 침혈을 잡는다.

선기혈 찾기

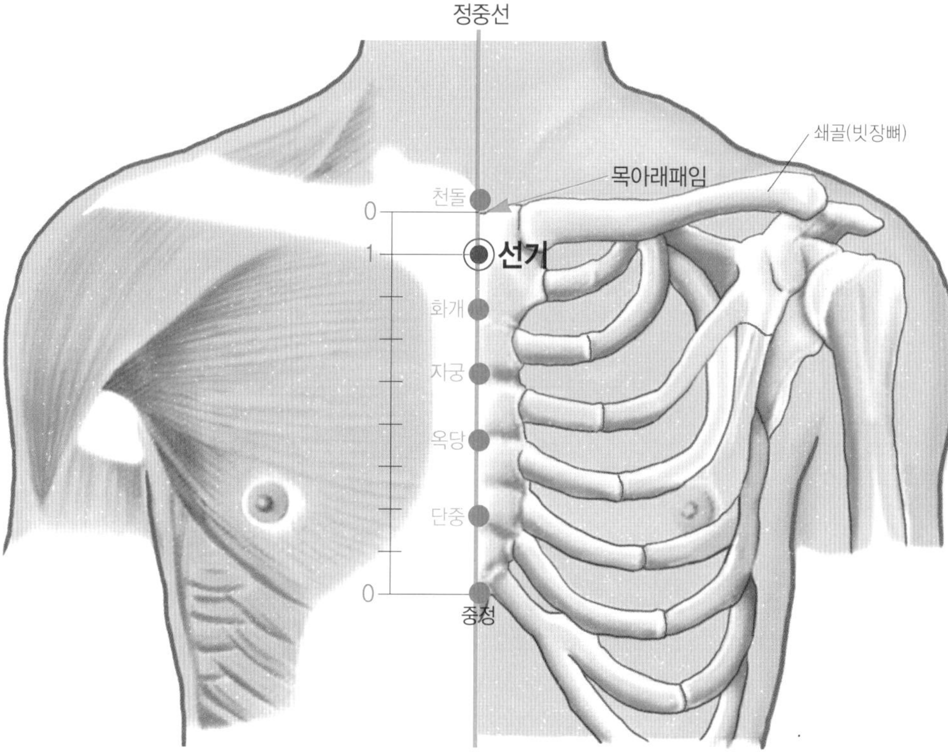

정중선
쇄골(빗장뼈)
목아래패임
천돌
0
1
선기
화개
자궁
옥당
단중
0
중정

천돌(天突)혈

효능 이 경혈은 만성 기관지염, 해수(咳嗽), 천식(喘息), 기침, 목의 통증, 목소리가 나오지 않을 때, 음식물을 삼키기 어려울 때, 숨쉬기가 곤란할 때, 목구멍이 간질거리면서 기침이 날 때, 갑자기 말이 나오지 않을 때 등의 성대(聲帶) 질환, 인후병 등에 잘 듣는다.

또한 구역질, 구토, 목의 따끔따끔한 통증, 담이 결리는 증상 등에도 효과를 본다.

혈자리 앞가슴의 정중선 위, 목아래패임 지점에 있다.
손가락 하나가 꼭 들어가는 가장 오목한 곳이다.

침구법 침은 5푼을 놓고, 3번 숨쉴 동안 꽂아 두며, 뜸은 3장을 뜬다.〈동인〉
침은 가로로 찌르는 것이 좋고 아래로는 찌르지 말아야 한다.

천돌혈 찾기

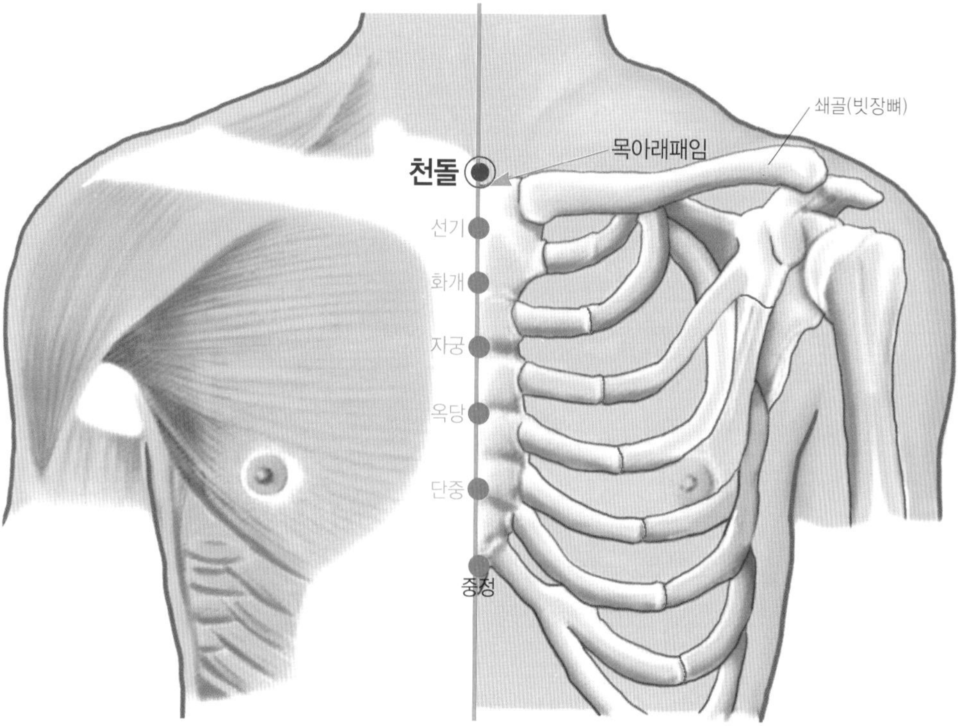

기침이나 천식을 잠재우는 치료법

정면을 보고 있는 상태에서 집게손가락이나 가운뎃손가락을 구부려 손가락 끝을 **천돌혈**에 댄 후(이 때 목이 막히는 듯한 느낌이 든다) 아래쪽을 향해 30회 정도 살짝 눌러 준다.

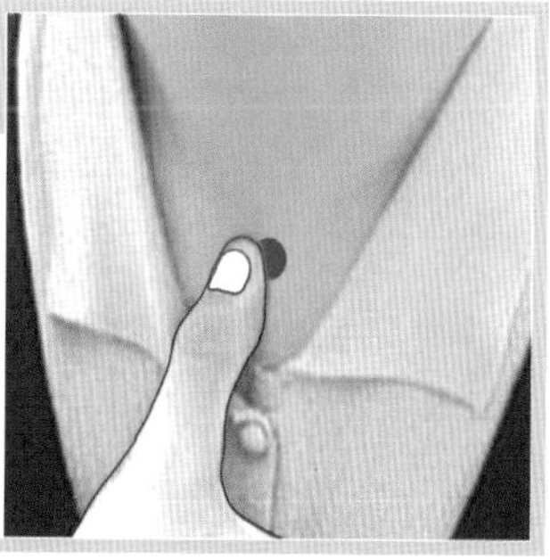

중부(中府)혈

효능 이 혈은 주로 각종 폐·기관지의 질환을 치료하고 다스리므로 기관지염, 폐렴, 폐결핵, 기침, 천식, 감기, 편도선염 등에 잘 듣는다. 또한 심장병 등의 심장질환, 식욕이 떨어지는 등의 여러 증상에도 효과가 있다.

그 밖에 재귀열(再歸熱;급성 전염병으로, 두통 및 고열과 오한으로 앓는다), 얼굴 및 사지가 부을 때, 어깨가 아플 때, 가슴이 그득하거나 아플 때, 울화병, 배가 더부룩할 때, 식도의 질환이나 늑간신경통, 구토, 식욕부진 등에도 사용한다.

혈자리 운문혈에서 아래로 1촌 아래, 제1 늑간과 수평을 이루는 곳으로, 손을 대면 맥이 뛰는 곳에 있다.
정중선에서 양 옆으로 각각 6촌.
먼저 운문혈을 정한다.

침구법 침은 3푼을 놓고 3번 숨쉴 동안 꽂아 두며, 뜸은 5장을 뜬다.〈동인〉

중부혈 찾기

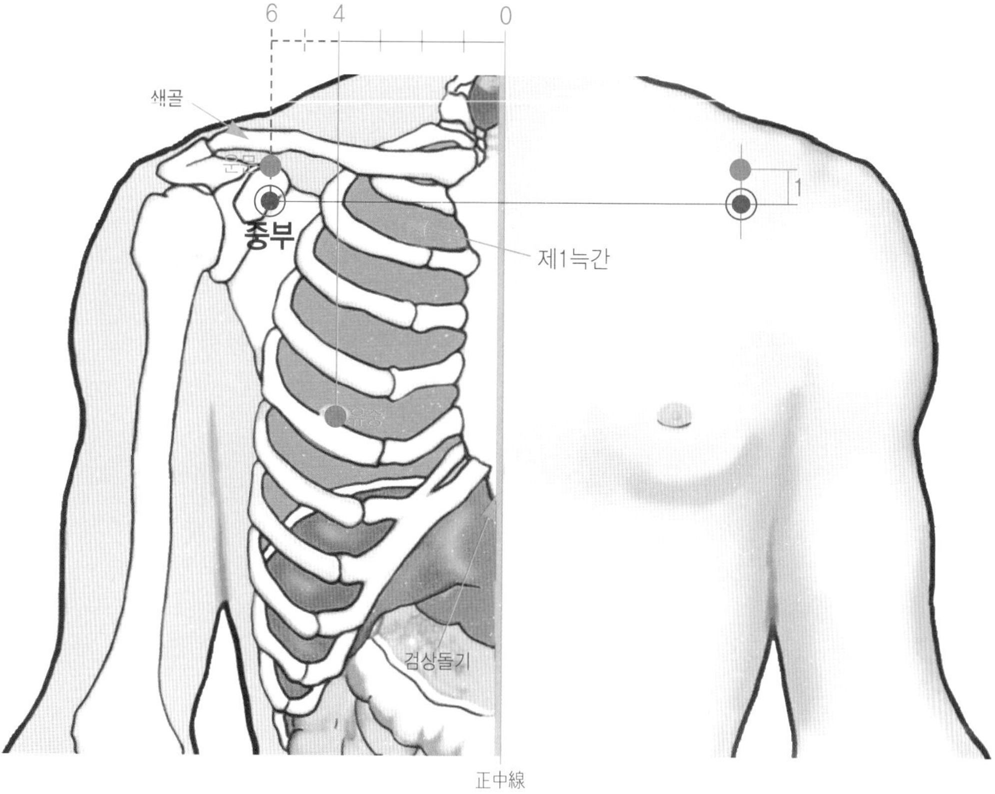

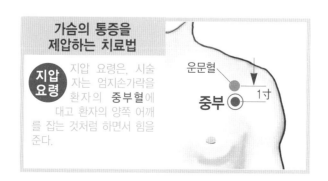

가슴의 통증을 제압하는 치료법

지압 요령 지압 요령은, 시술자는 엄지손가락을 환자의 **중부혈**에 대고 환자의 양쪽 어깨를 잡는 것처럼 하면서 힘을 준다.

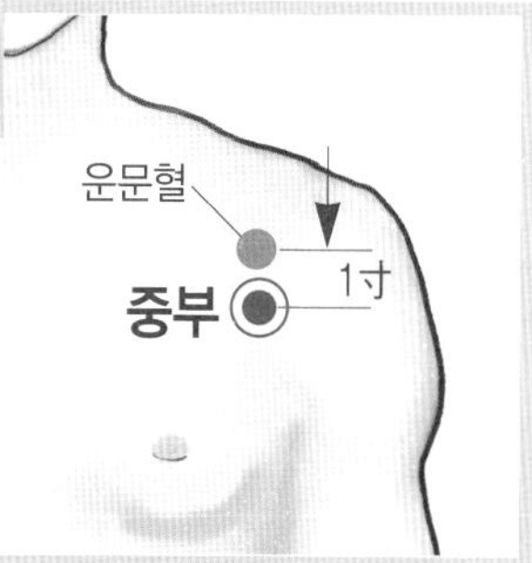

운문(雲門)혈

효능 이 경혈은 폐의 기능과 연관된 경혈로 기관지 질환, 호흡기계 증상에 널리 활용되어 그 효능을 발휘한다. 폐결핵, 기관지염, 기침, 천식, 흉만(胸滿;가슴이 답답한 증상) 등이 여기에 해당된다.

그 밖에 편도선, 어깨와 팔의 마비, 어깨가 아플 때, 오십견이나 등 및 다리가 아플 때 등에도 효과가 좋다.

혈자리 중부혈 위쪽 1촌 부위로, 쇄골 아래 우묵한 곳에 있다.
정중선에서 양 옆으로 각각 6촌.

침구법 침은 3푼을 놓지만, 깊이 찌르면 기가 거슬러올라 좋지 않다. 뜸은 5장을 뜬다.〈갑을〉

운문혈 찾기

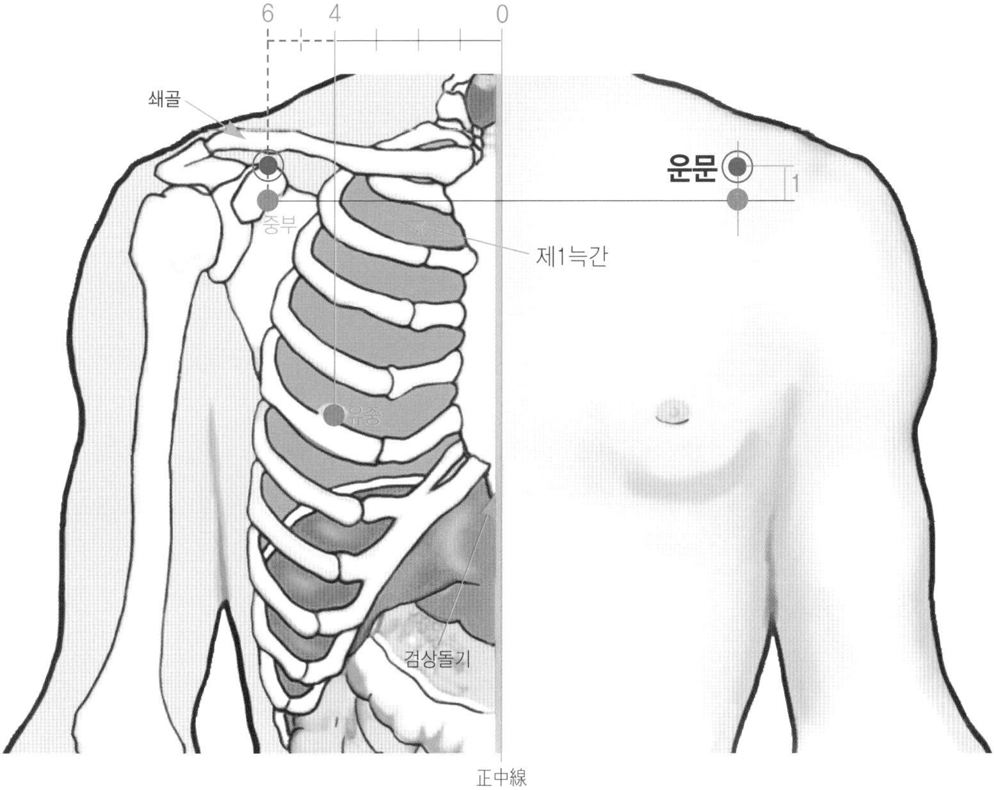

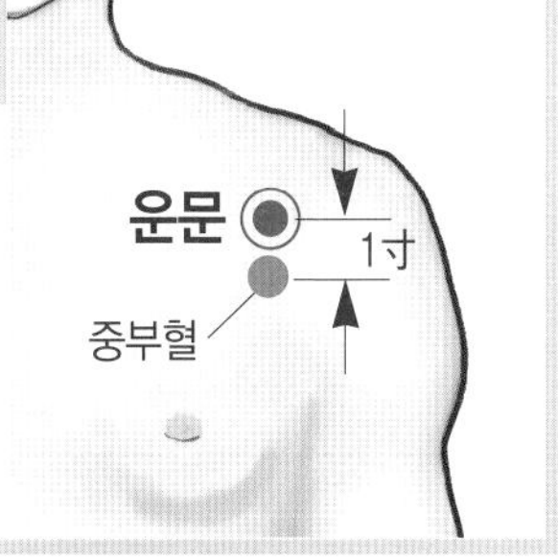

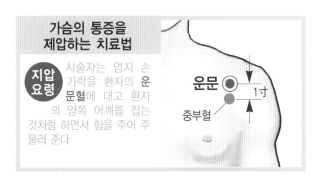

가슴의 통증을 제압하는 치료법

지압 요령 시술자는 엄지 손가락을 환자의 **운문혈**에 대고 환자의 양쪽 어깨를 잡는 것처럼 하면서 힘을 주어 주물러 준다

풍문(風門)혈

효능 이 경혈은 감기로 인한 열과 기침, 천식, 폐렴, 기관지염, 백일기침, 온몸의 발열(發熱), 오한(惡寒), 두드러기, 호흡 곤란이나 가슴과 등의 극심한 통증, 목소리가 나오지 않을 때, 머리 뒤쪽 · 목의 뻐근함, 구토, 현기증, 두통 등에 효과가 있다.

그 밖에 간질, 무릎 관절염, 딸꾹질, 피부병, 뾰루지, 고혈압, 심계항진(心悸亢進) 등에도 잘 듣는다.

이 곳은 감기 초기 치료에 빠져서는 안 되는 경혈이므로 평소에 이 곳을 자주 지압하면 감기 예방에 도움이 된다.

혈자리 제2흉추극돌기 아래쪽의 정중선에서 양 옆으로 각각 1.5촌 나간 곳에 있다.

침구법 침은 5푼을 놓고 7번 숨쉴 동안 꽂아 두며, 뜸은 5장을 뜬다.

풍문혈 찾기

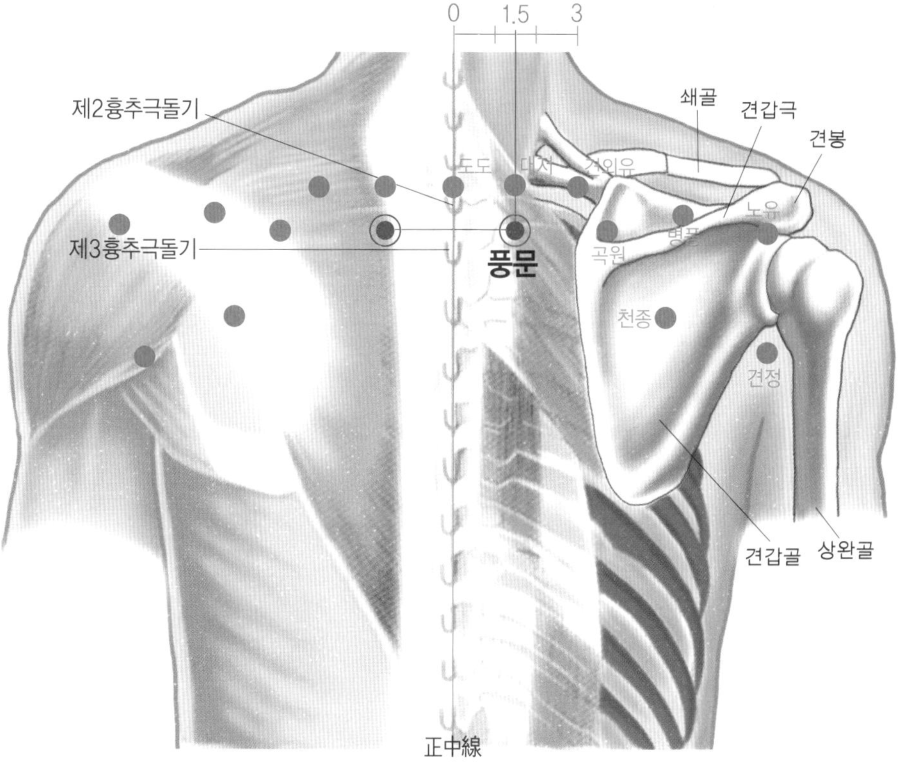

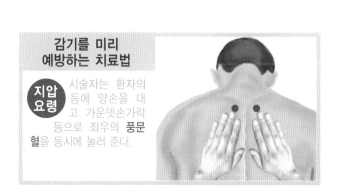

감기를 미리 예방하는 치료법

지압 요령 시술자는 환자의 등에 양손을 대고 가운뎃손가락 등으로 좌우의 **풍문혈**을 동시에 눌러 준다.

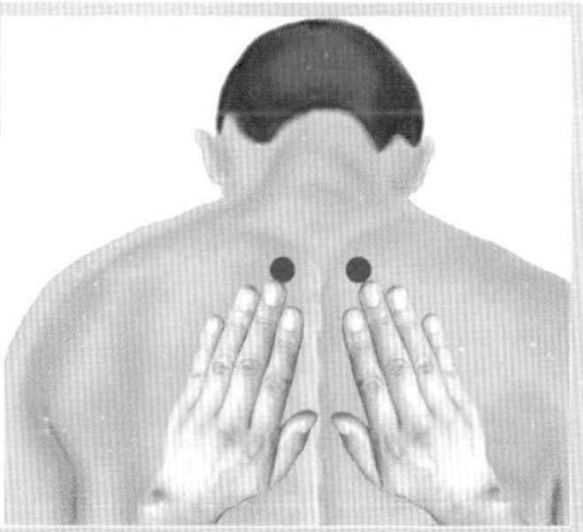

폐유(肺兪)혈

효능 이 경혈은 호흡기 질환을 치료하는 대표적인 혈이다. 특히 기침, 기관지 천식, 폐결핵, 폐렴, 기관지염, 비색(鼻塞;코막힘), 각종 감기 증상, 즉 감기 예방에 좋다.

그 밖에도 도한(盜汗;잠잘 때 땀을 흘리는 병), 조열(潮熱;일정한 간격을 두고 일어나는 몸의 열), 구토, 딸꾹질, 심장마비, 황달, 모발이 건조할 때, 여드름, 피부병, 딸기코, 피부가 갈라져 뱀껍질처럼 변할 때 등에도 효과가 있다.

폐유혈은 뜸을 뜨는 것도 좋지만 그보다는 세게 자극을 하면 할수록 효과가 증대되는 것이 특징이다.

혈자리 제3흉추극돌기 아래쪽의 정중선에서 양 옆으로 각각 1.5촌 나간 곳에 있다.

침구법 침은 5푼을 놓고 7번 숨쉴 동안 꽂아 두며, 뜸은 100장까지 뜰 수 있다.〈동인〉

폐유혈 찾기

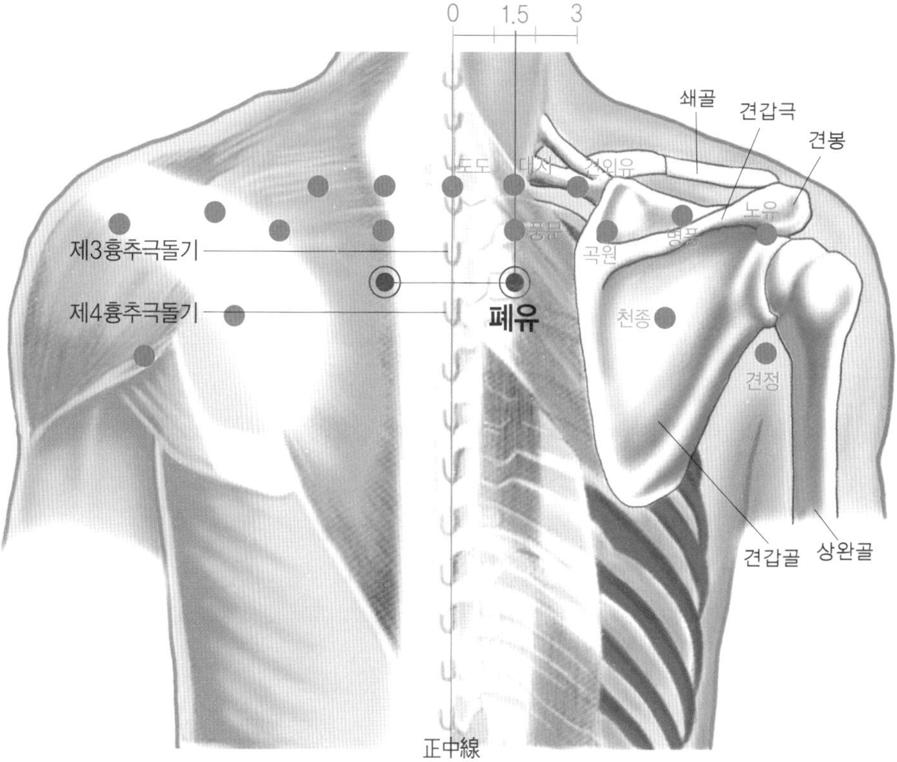

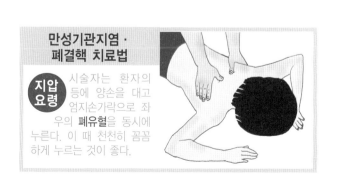

만성기관지염 · 폐결핵 치료법

지압 요령 시술자는 환자의 등에 양손을 대고 엄지손가락으로 좌우의 **폐유혈**을 동시에 누른다. 이 때 천천히 꼼꼼하게 누르는 것이 좋다.

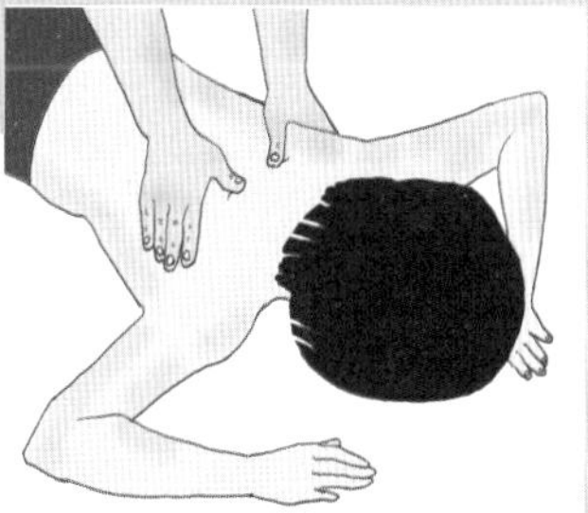

신당(神堂)혈

효능 이 경혈은 가슴 옆이나 등이 몹시 아플 때, 가슴에서 배에 걸친 통증, 가슴이 그득할 때, 늑간신경통, 어깨가 아플 때, 오십견(五十肩) 등에 효과가 있다.

또한 오한(惡寒), 호흡곤란, 천식, 폐결핵, 식도협착, 기관지염, 천식, 심통(心痛;심장 · 명치 부위의 통증), 심장염, 심계항진(心悸亢進), 불면증, 건망증, 정신착란 등에도 잘 듣는다.

혈자리 제5흉추극돌기 아래쪽의 정중선에서 양 옆으로 각각 3촌 나간 곳에 있다.
신도 · 심유혈과 같은 높이이다.

침구법 침은 3푼을 놓고, 뜸은 5장을 뜬다.
취혈 요령은 똑바로 앉아서 침혈을 잡는다.

신당혈 찾기

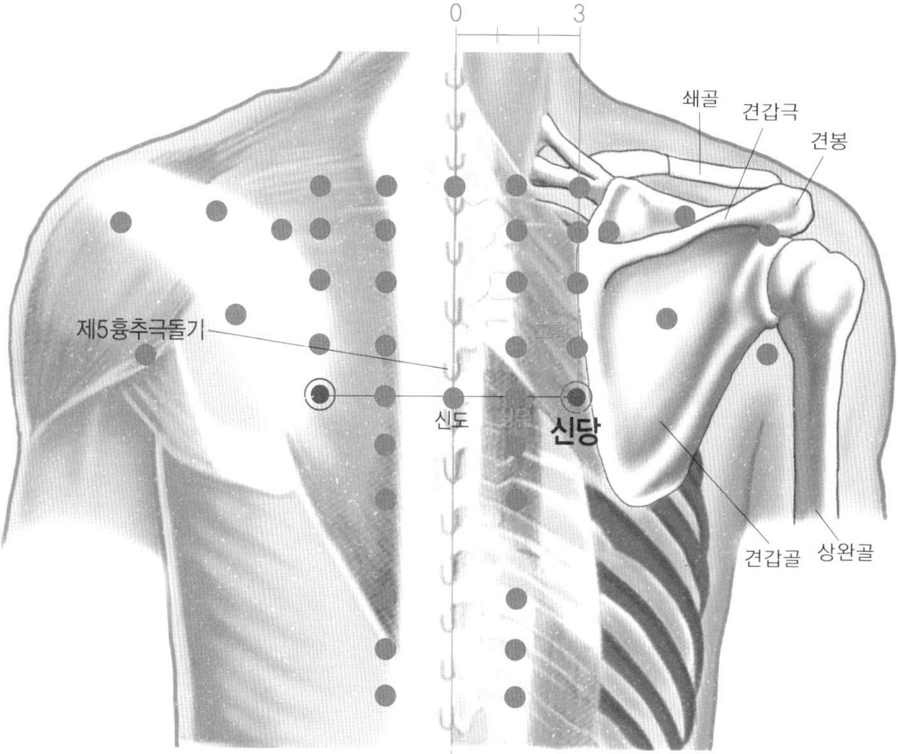

가슴의 답답함을 완화시키는 치료법

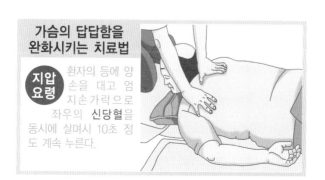

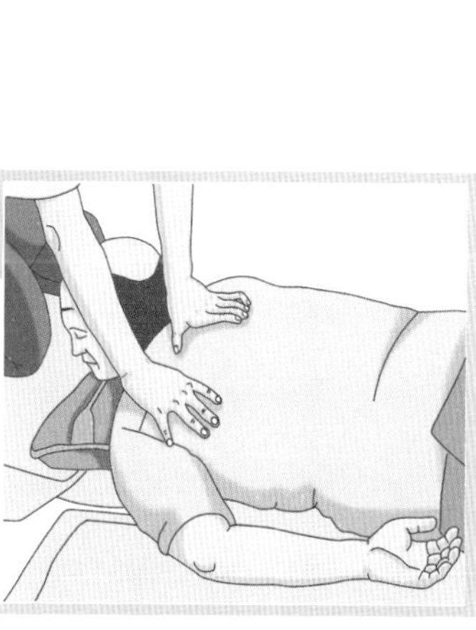

지압 요령 환자의 등에 양손을 대고 엄지손가락으로 좌우의 **신당혈**을 동시에 살며시 10초 정도 계속 누른다.

영대(靈臺)혈

효능 이 경혈은 비열(脾熱;비장에 발생하는 열)로 인한 해수나 천식, 기침, 호흡곤란, 소아감모(小兒感冒;소아에게 생기는 풍한사와 풍열사), 기천(氣喘;목에 항상 무엇이 붙어 있다고 느껴지는 증상) 외에 으슬으슬 추울 때, 학질, 발열, 기관지염, 폐결핵, 감기 예방 등에 잘 듣는다.

그 밖에 뒷목이 뻣뻣할 때, 등쪽의 신경통, 뾰루지, 위통 등에도 효과가 있다.

혈자리 뒤쪽 정중선 위 제6흉추극돌기 아래쪽 오목한 곳에 있다.

침구법 뜸만 5장을 뜨고 침은 놓지 말아야 한다.〈동인〉
취혈 요령은 머리를 숙이고 침혈을 잡는다.

영대혈 찾기

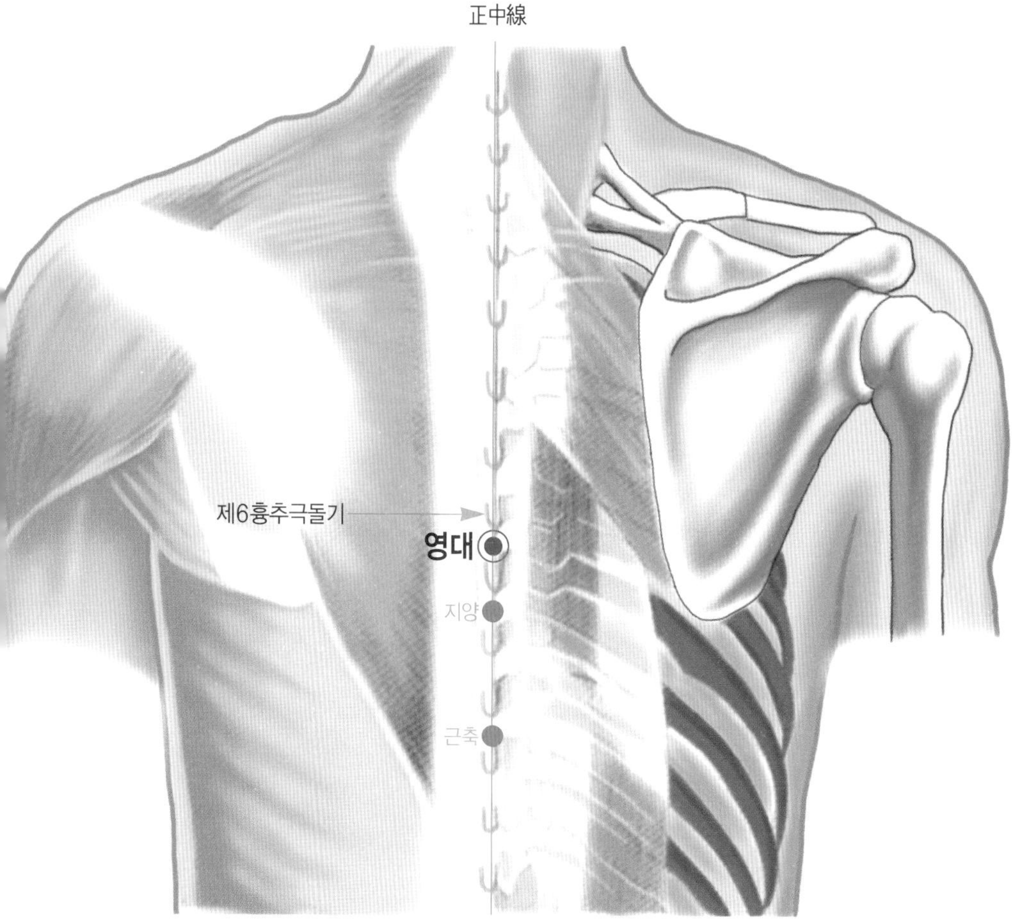

신도(神道)혈

효능 이 경혈은 건망증, 기억력 감퇴, 히스테리, 정신 질환, 두통, 불면증, 고혈압뿐만 아니라 경계(驚悸;잘 놀라고 가슴이 두근거리는 증상), 심계항진(心悸亢進) 등, 심장과 관련된 질환에 효과가 있다.

그 밖에 기침, 학질, 상한(上寒;몸 위쪽에 찬 기운이 있는 것), 발열, 두통, 등이 뻣뻣하고 켕길 때, 하악(下顎)탈구, 늑간신경통, 볼거리, 기미, 여드름, 비듬 등에도 잘 듣는다.

혈자리 뒤쪽 정중선 위 제5흉추극돌기 아래쪽 오목한 곳에 있다.

침구법 뜸은 49~100장까지는 뜰 수 있으며, 침은 놓지 말아야 한다.〈동인〉
취혈 요령은 머리를 숙이고 침혈을 잡는다.

신도혈 찾기

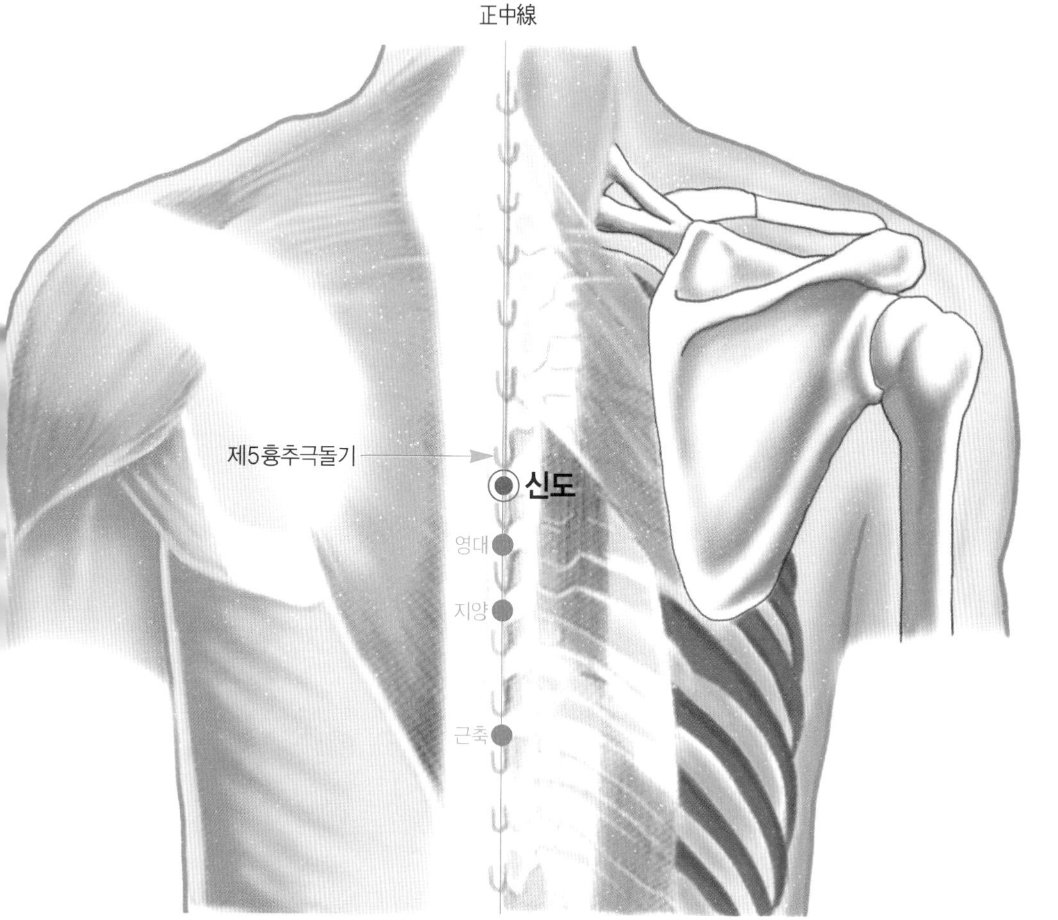

신주(身柱)혈

효능 이 경혈은 모여 있는 나쁜 기운을 제거하는 곳으로서, 어린이의 체력을 보강하고 몸을 튼튼하게 만든다. 따라서 허로(虛勞;몸이 쇠잔한 증상)·소아경풍(小兒驚風) 외에 폐열(肺熱)로 인한 기관지염·기침·해수·천식·폐결핵에 사용하며, 심계항진·중풍 질환으로 중심을 제대로 잡지 못하는 환자에게도 많이 사용하고, 어린이 천식에 영대혈과 같이 사용하는 경우도 있다.

그 밖에 신경성 히스테리·불면증·원형탈모·계종(瘈瘲;근육이 뻣뻣해지면서 오그라들거나 늘어지는 증상이 번갈아 나면서 오랫동안 되풀이되는 증상)·등이 뻣뻣하고 아플 때·가슴과 등이 아플 때·요통·정신병·척수 질환·감기·비듬·뾰루지·기미 등에도 효과가 탁월하며, 특히 뜸을 뜨면 매우 효과가 좋다.

혈자리 뒤쪽 정중선 위 제3흉추극돌기 아래쪽 오목한 곳에 있다.

침구법 침은 5푼을 놓고, 뜸은 5장을 뜬다.〈동인〉

신주혈 찾기

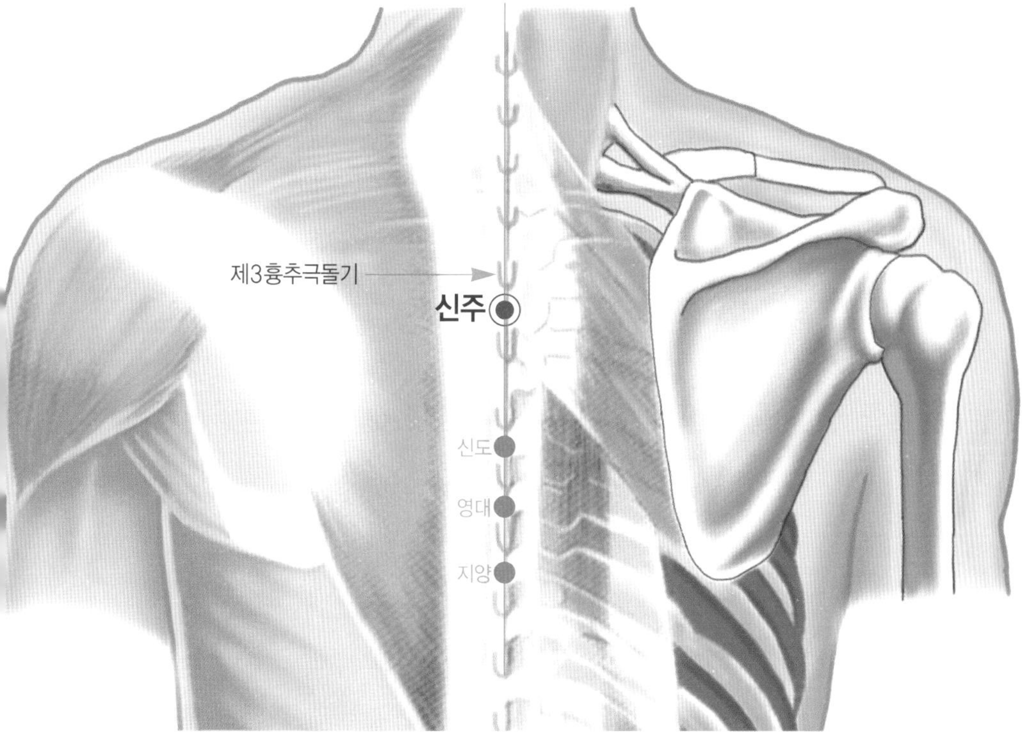

몸에 활력을 불어넣는 치료법

지압 요령 양손의 엄지손가락으로 **신주혈**을 가볍게 주무르듯이 누르며, 어린이를 치료할 때에는 부드럽게 지압하고, 뜸은 뜨겁지 않게 해야 한다.

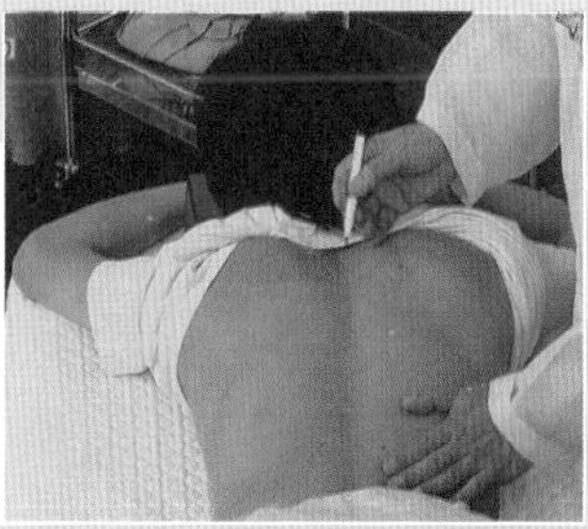

도도(陶道)혈

효능 이 경혈은 한불출(汗不出;땀이 나지 않는 증상)이나 한열(寒熱;오한 · 발열 증상을 합해서 말함), 학질, 조열(潮熱;주기적으로 나타나는 열증), 폐결핵, 심통(心痛;심장 · 명치 부위의 통증), 늑간신경통, 두통, 고혈압, 신경쇠약, 히스테리, 정신착란, 정신분열증, 간질, 현기증 등에 효과가 있다.

그 밖에 상지(上肢)의 마비, 등이 뻣뻣할 때, 각궁반장(角弓反張;몸이 뒤로 젖혀지는 증상), 비듬, 여드름, 기미 등에도 잘 듣는다.

혈자리 뒤쪽 정중선 위 제1흉추극돌기 아래쪽 오목한 곳에 있다.

침구법 침은 5푼을 놓고, 뜸은 5장을 뜬다.〈동인〉
취혈 요령은 머리를 숙이고 침혈을 잡는다.

도도혈 찾기

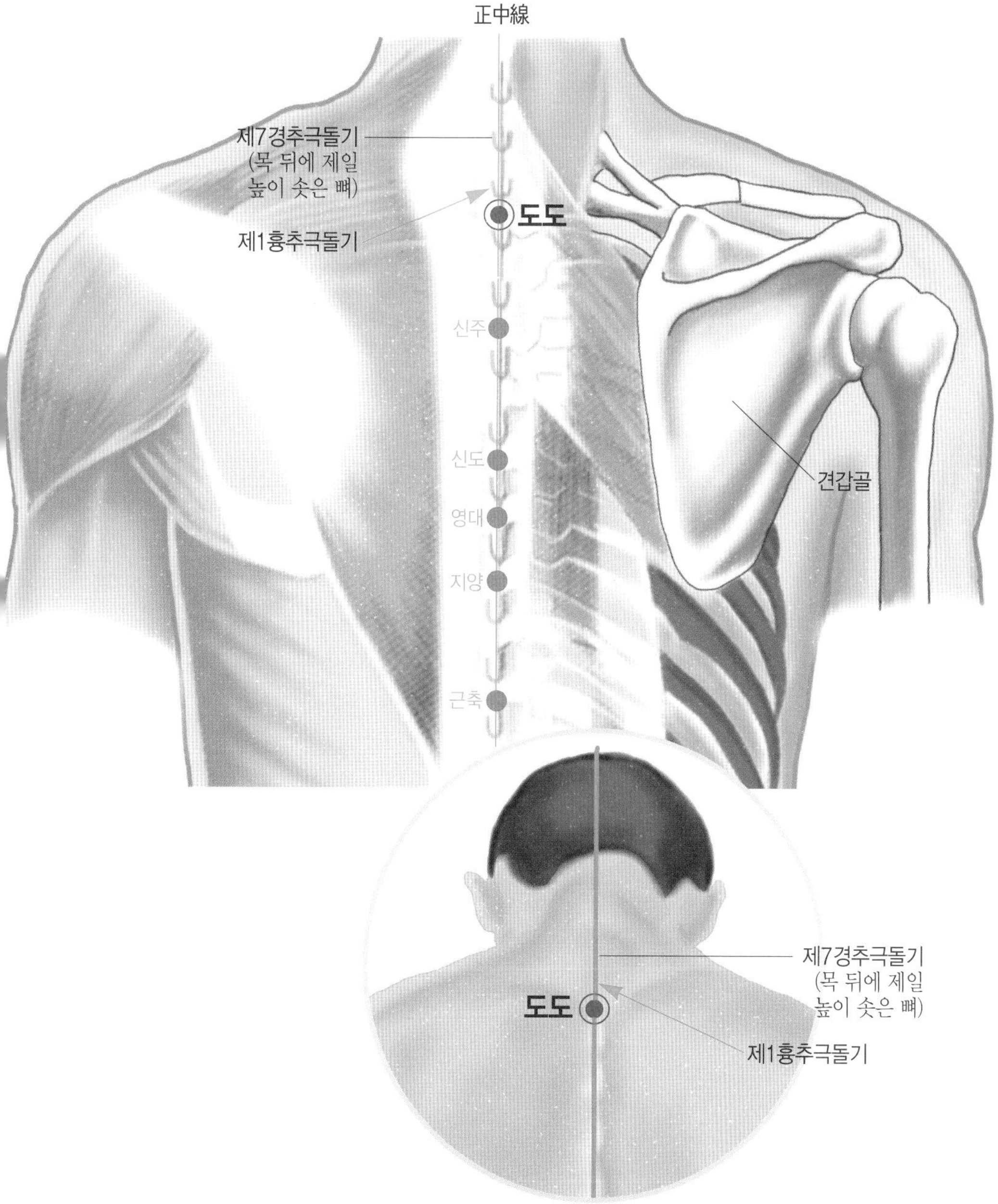
正中線
제7경추극돌기
(목 뒤에 제일
높이 솟은 뼈)
도도
제1흉추극돌기
신주
신도
영대
지양
근축
견갑골
제7경추극돌기
(목 뒤에 제일
높이 솟은 뼈)
도도
제1흉추극돌기

대추(大椎)혈

효능 이 경혈은 수족삼양경(手足三陽經)이 교회(交會)하므로 발열(發熱), 중서(中暑;더위를 먹어서 생기는 병) 등의 모든 열병과 외감한사(外感寒邪)로 인한 척추병, 척간병, 견배통(肩背痛), 항강(項强;뒷목의 뻣뻣함과 당김)에 보조혈로 많이 사용한다.

따라서 목 · 어깨 결림에 효과가 있다. 특히 목과 어깨가 결릴 때에는 대추를 너무 세게 누르지 말고 그 양옆을 세게 누르는 것이 좋다. 특히 알레르기 체질인 사람은 이 경혈의 자극을 민감하게 느낀다.

그 밖에 기침, 호흡곤란, 기관지염, 천식, 간염, 간질, 정신이상, 소아경풍, 학질, 폐기종, 폐결핵, 만성 감기, 황달, 구역질, 구토, 코피, 습진, 기미, 여드름, 비듬, 홍반, 뾰루지 등에도 효과가 있을 뿐만 아니라, 양기를 되찾는 작용을 한다.

혈자리 뒤쪽 정중선 위 목덜미 아래 제7 경추극돌기 아래쪽의 우묵한 곳에 있다.

침구법 침은 5푼을 놓고 3번 숨쉴 동안(사할 때는 5번) 꽂아 두며, 뜸은 나이 수만큼 뜬다.〈동인〉

대추혈 찾기

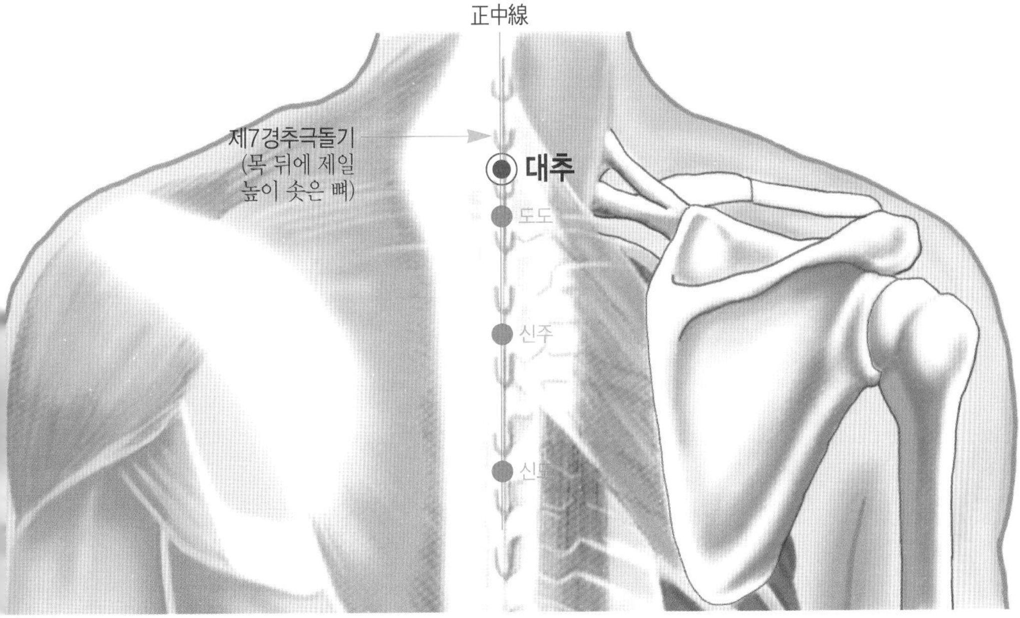

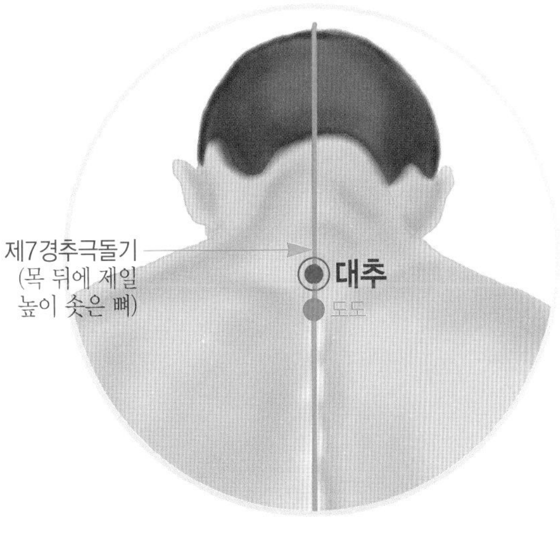

코피를 멈추게 하는 치료법

지압 요령 시술자는 한쪽 손으로 환자의 등을 지탱하고 다른 한쪽 손의 엄지손가락으로 **대추혈**을 강하게 지압한다.

견중유(肩中兪)혈

효능 이 경혈은 견외유보다 안쪽에 있다는 명칭으로, 최근에 시력이 떨어졌다는 자각증상이 있을 때, 눈이 침침해졌을 때, 눈이 피로할 때, 시력감퇴 등의 눈 질환에 효과를 본다.

그 밖에 숨쉬기가 어려울 때, 기관지염, 기관지확장증, 천식이나 담, 낙침(落枕;목이 안 돌아가는 담 결림), 어깨의 결림, 어깨와 등이 아플 때에도 특효가 있다.

혈자리 정중선에서 양 옆으로 각각 2촌, 제7경추극돌기의 아래를 지나는 수평선과 만나는 지점에 있다.

침구법 침은 3푼을 놓고, 7번 숨쉴 동안 꽂아 두며, 뜸은 10장을 뜬다. 〈동인〉

견중유혈 찾기

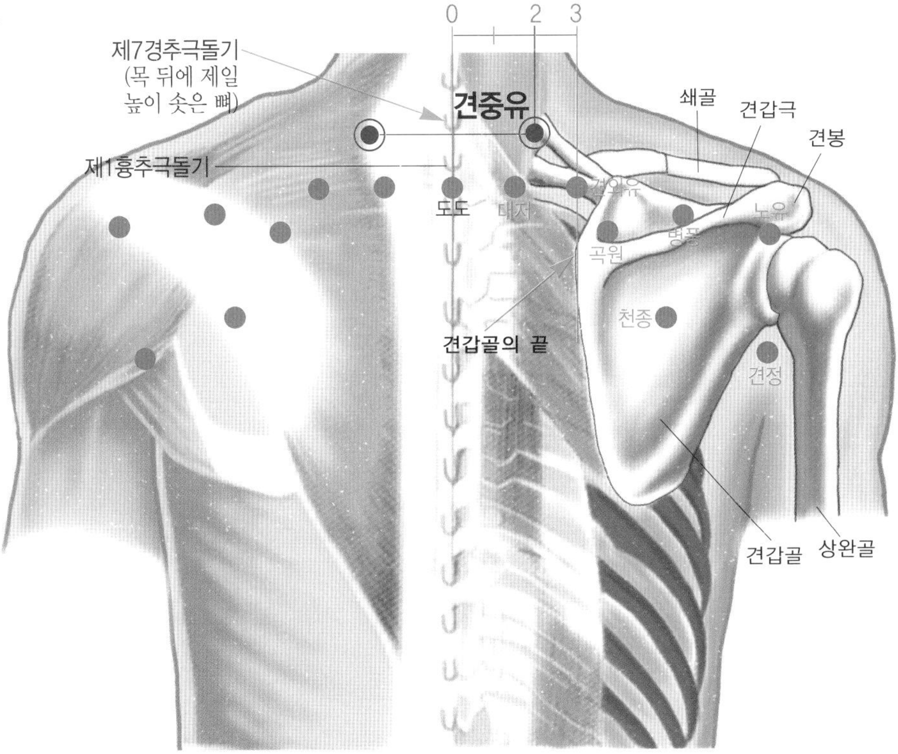

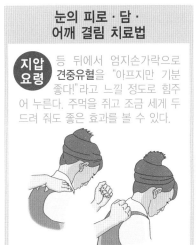

눈의 피로 · 담 · 어깨 결림 치료법

지압 요령 등 뒤에서 엄지손가락으로 **견중유혈**을 "아프지만 기분 좋다!"라고 느낄 정도로 힘주어 누른다. 주먹을 쥐고 조금 세게 두드려 줘도 좋은 효과를 볼 수 있다.

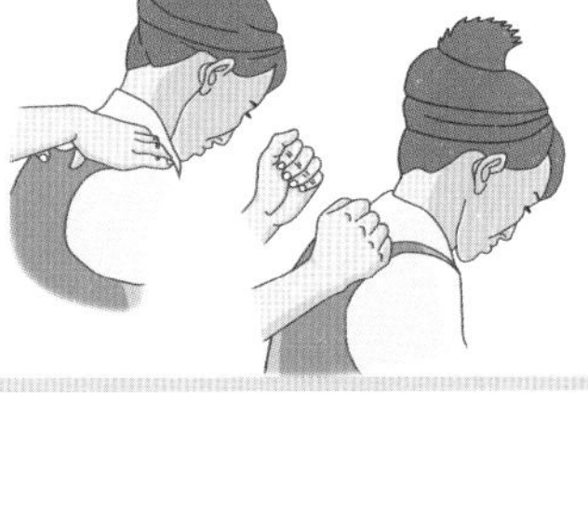

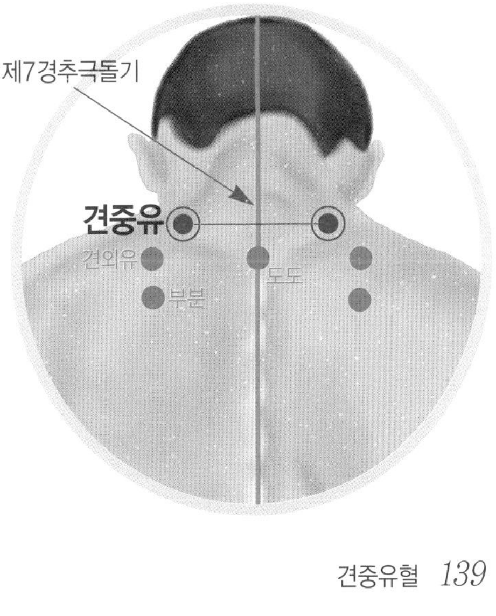

연액(淵腋)혈

효능 이 경혈은 늑간신경통, 늑막염, 흉막염이나 겨드랑이의 가래톳, 폐렴, 기관지염, 가슴이 그득할 때, 팔이 아파서 들어올리지 못할 때 등에 효과가 있다.

그 밖에 액취(腋臭;겨드랑이에서 나는 고약한 냄새), 오한(惡寒;열이 나면서 추운 증세), 발열(發熱) 등에도 특효가 있다.

혈자리 겨드랑이 한가운데(극천혈)에서 아래로 내려가 제4늑간 부위의 우묵한 가운데에 있다.

침구법 침은 3푼을 놓고 뜸은 뜨지 말아야 한다.
취혈 요령은 팔을 들고 침혈을 잡는다.

연액혈 찾기

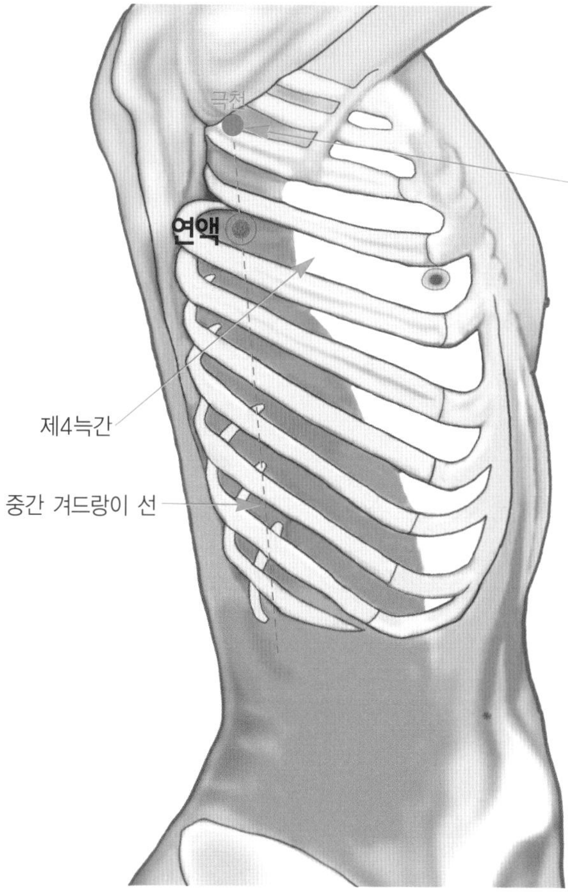
극천
연액
제4늑간
중간 겨드랑이 선

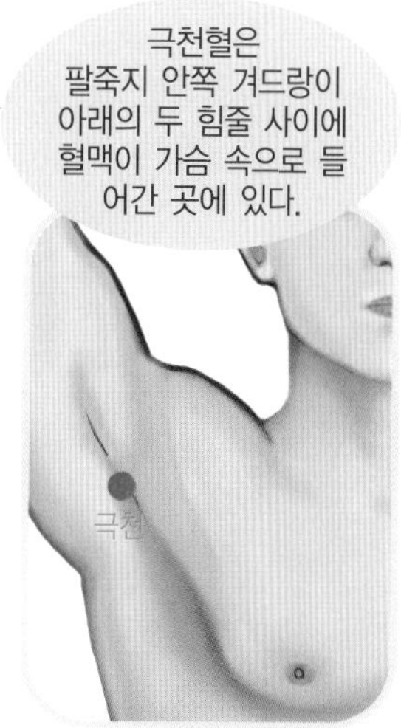
극천혈은
팔죽지 안쪽 겨드랑이
아래의 두 힘줄 사이에
혈맥이 가슴 속으로 들
어간 곳에 있다.
극천

첩근(輒筋)혈

효능 이 경혈은 연액혈과 비슷하다. 따라서 늑간신경통, 늑막염, 흉막염이나 겨드랑이의 가래톳, 폐렴, 기관지염, 가슴이 그득할 때 등에 효과가 있다.

그 밖에 오한(惡寒;열이 나면서 추운 증세), 발열(發熱) 외에 구역질, 신트림(시큼한 냄새나 신물이 목구멍으로 넘어오면서 나는 트림), 아랫배가 더부룩할 때, 신경쇠약, 사지(四肢)의 경련, 침흘림, 천식으로 눕지 못할 때 등에도 잘 듣는다.

혈자리 겨드랑이 한가운데(극천혈)에서 앞쪽으로 1촌 간 다음, 아래로 내려가 제4늑간 부위의 우묵한 가운데에 있다.

침구법 침은 6푼을 놓고, 뜸은 3장을 뜬다.〈동인〉

첩근혈 찾기

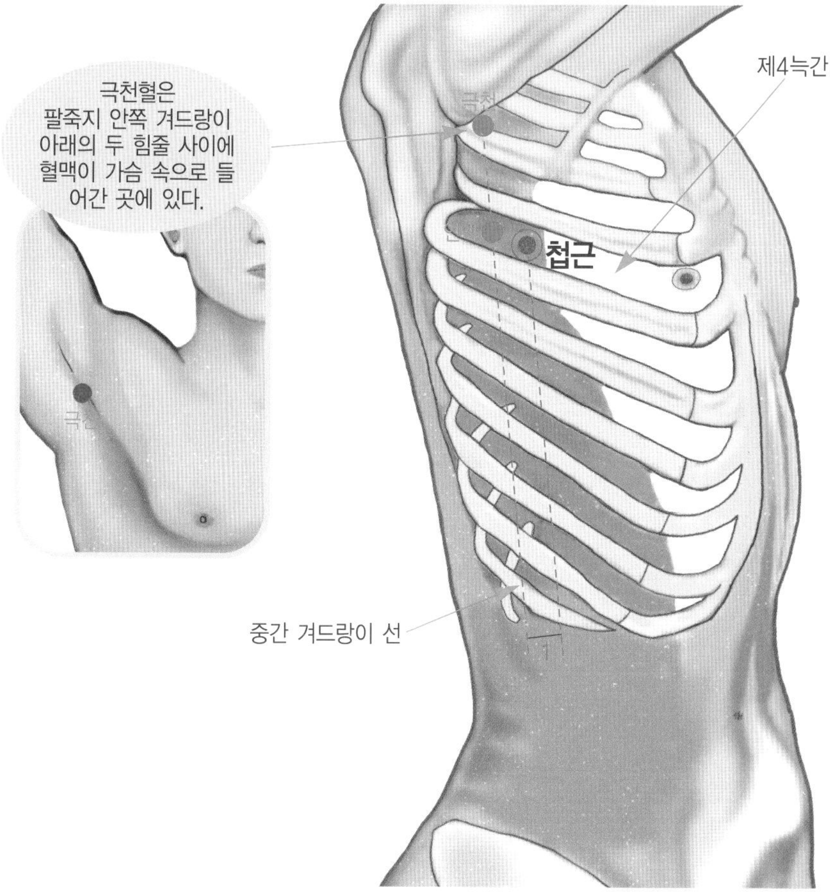
극천혈은
팔죽지 안쪽 겨드랑이
아래의 두 힘줄 사이에
혈맥이 가슴 속으로 들
어간 곳에 있다.
제4늑간
첩근
중간 겨드랑이 선

천천(天泉)혈

효능 이 경혈은 심통(心痛;심장 · 명치 부위의 통증), 협심증, 심계항진(心悸亢進;가슴이 두근거림), 흉근통(胸筋痛) 등의 심장 질환이나 폐 질환인 흉통(胸痛;가슴 통증), 앞가슴과 양쪽 옆구리가 그득할 때, 기침 등에 효과가 있다.

그 밖에 상박통(上膊痛;어깨부터 팔꿈치까지의 통증), 딸꾹질, 구역질에도 특효가 있다.

혈자리 위팔 앞쪽 근육이 갈라지는 사이이며, 앞겨드랑이 주름에서 아래쪽으로 2촌 지점에 있다.

침구법 침은 3푼을 놓고, 뜸은 3장을 뜬다.〈동인〉
취혈 요령은 팔을 들고 침혈을 잡는다.

천천혈 찾기

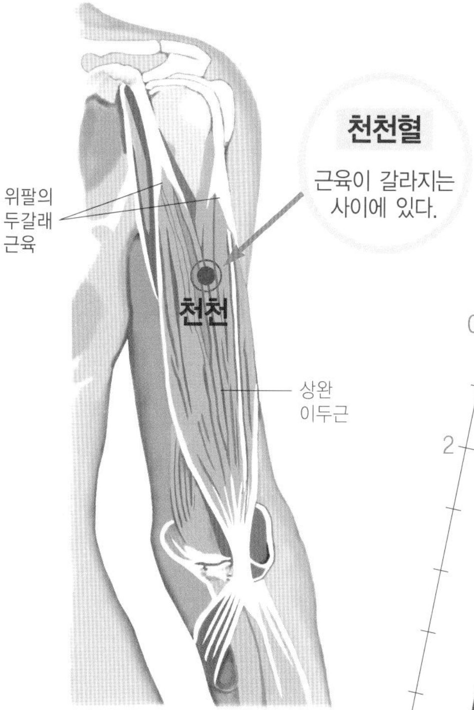

천천혈
근육이 갈라지는 사이에 있다.
위팔의 두갈래 근육
천천
상완 이두근

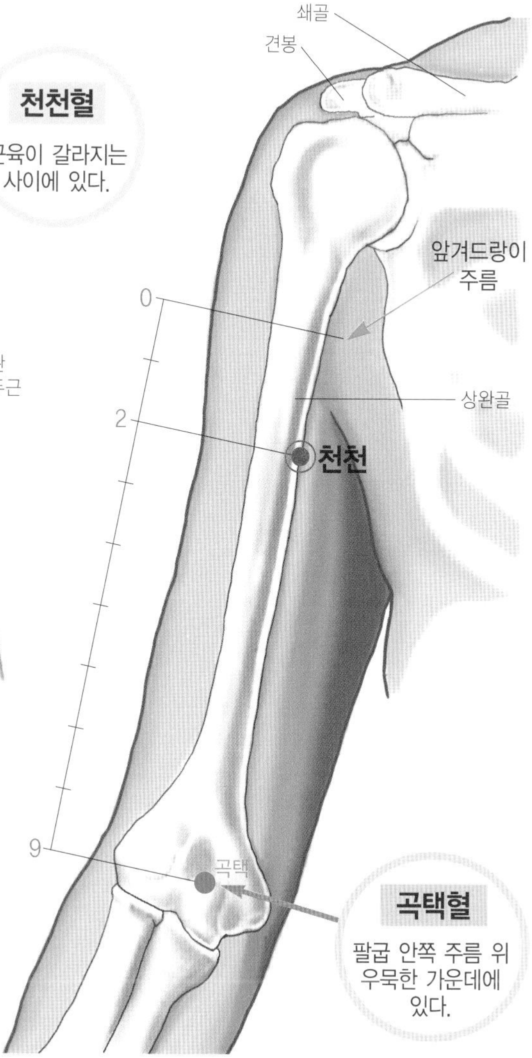

쇄골
견봉
앞겨드랑이 주름
0
2
상완골
천천
9
곡택
곡택혈
팔굽 안쪽 주름 위 우묵한 가운데에 있다.

천부(天府)혈

효능 이 경혈은 열로 인한 비출혈(鼻出血;코의 출혈)에 효과가 있는데, 천부혈과 척택혈을 많이 사용한다. 따라서 코피, 뇌충혈(腦充血;뇌빈혈과 반대로, 머리에 도는 혈액의 양이 많은 것) 등에 특효가 있다.

그 밖에 토혈(吐血), 현기증, 류머티즘, 연탄가스 중독, 호흡곤란, 천식, 기관지염, 인후와 갑상선이 부어오를 때, 그리고 특히 고혈압에도 잘 듣는다.

혈자리 겨드랑이 주름에서 아래쪽으로 3촌 내려가 팔죽지 안쪽 맥이 뛰는 가운데에 있다.

침구법 침은 3푼을 놓고 3번 숨쉴 동안 꽂아 두며, 뜸은 뜨지 말아야 한다.〈동인〉

취혈 요령은 차렷 자세에서 손을 그대로 최대한 올렸을 때 코끝이 닿는 부위에 갖다 대고 침혈을 잡는다.

천부혈 찾기

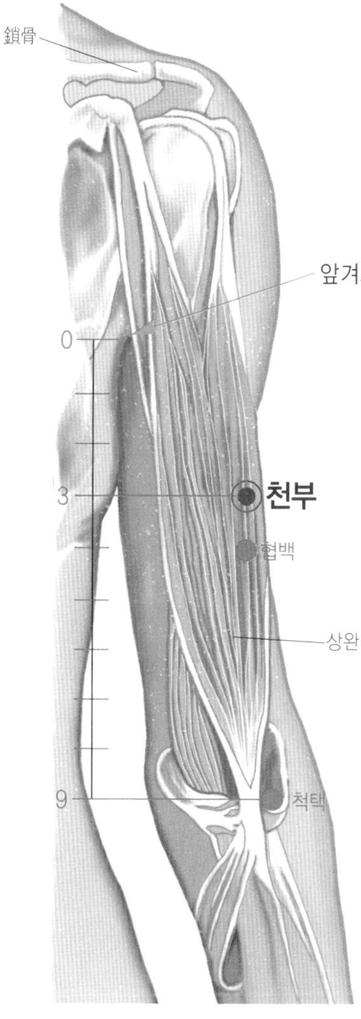
鎖骨
앞겨드랑이 주름
0
3
천부
협백
상완이두근
9
척택

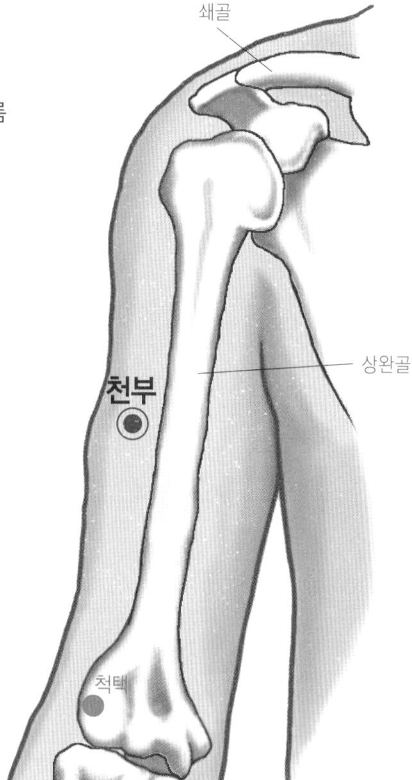
쇄골
상완골
천부
척택

협백(俠白)혈

효능 이 경혈은 폐를 좌우 사이에 둔 위치에 있으므로 호흡기계의 질환에 탁월한 효과가 있다. 그 치료효과의 대상은 명치에서 가슴에 걸친 통증이나 기침, 천식, 담, 늑간신경통, 해역(海域;기침을 하면 기운이 치밀어올라 숨이 차는 증상), 가슴 속이 답답할 때 등이다.

그 밖에 심계항진(心悸亢進;가슴이 두근거림), 심통(心痛;심장 · 명치 부위의 통증), 코피, 헛구역질, 어루러기 등에도 잘 듣는다.

혈자리 천부혈에서 1촌 아래쪽에 있다. 또는 겨드랑이 주름에서 아래쪽으로 4촌 내려가 맥이 뛰는 곳에 있다.

침구법 침은 3푼을 놓고, 뜸은 5장을 뜬다.〈동인〉

협백혈 찾기

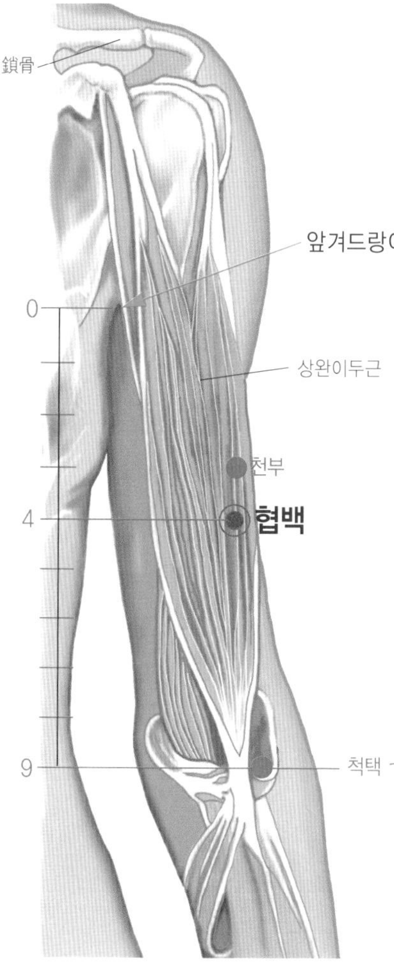

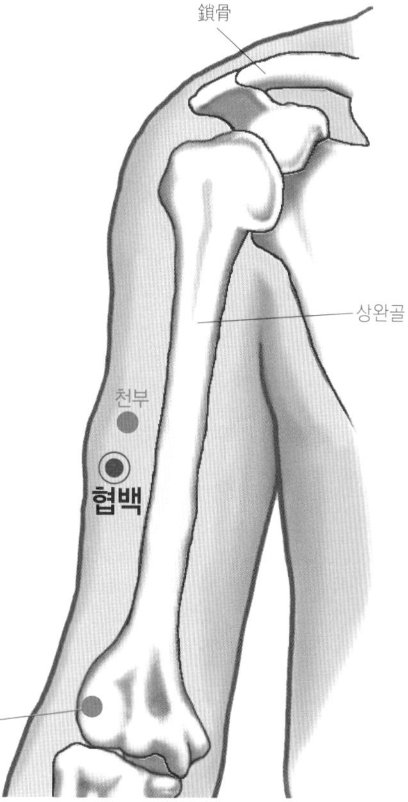

호흡기계의 증상 · 팔의 통증 치료법

지압 요령 지압 요령은 극천혈이나 곡택혈과 비슷하다.
협백혈은 겨드랑이 경혈인 극천혈과 조금 떨어져 있다. 즉, 알통 한가운데 있다.

척택(尺澤)혈

효능 이 경혈은 손의 화끈거림 · 통증 · 결리는 증상 등을 완화시키기 때문에 만성 관절류머티즘, 오십견, 어깨 신경통, 팔꿈치를 구부리면 아플 때, 가슴이 그득할 때, 요통 등의 치료에 이용된다.

그 밖에 객혈(喀血), 편도선염, 기침, 천식, 기관지염, 폐결핵, 폐렴, 흉막염(胸膜炎), 심계항진(心悸亢進;가슴이 두근거림), 인후병(咽喉病;목구멍의 병), 호흡곤란, 소아경풍, 요실금, 사지마비, 구토, 설사, 치질, 조열(潮熱;열이 주기적으로 나타나는 병), 검버섯, 피부의 색소침착 등에도 효과가 좋다.

혈자리 팔꿈치가 접혀지는 부위(오금 주름)에서 엄지손가락 쪽으로 움푹 들어간 곳에 있다.

침구법 침은 3푼을 놓고, 뜸은 5장을 뜬다.〈동인〉 또, 뜸을 뜨지 못한다고도 했다.〈입문〉

척택혈 찾기

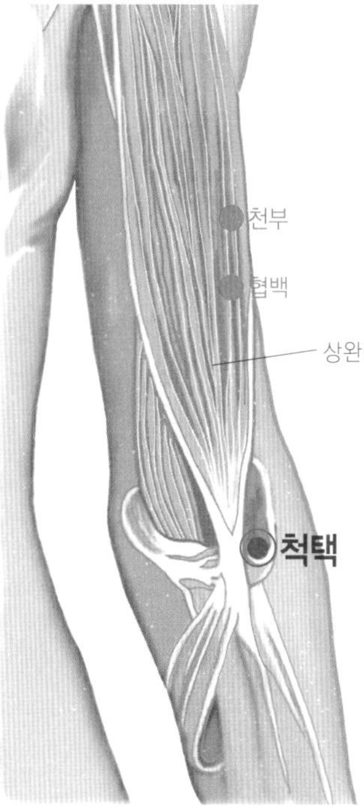

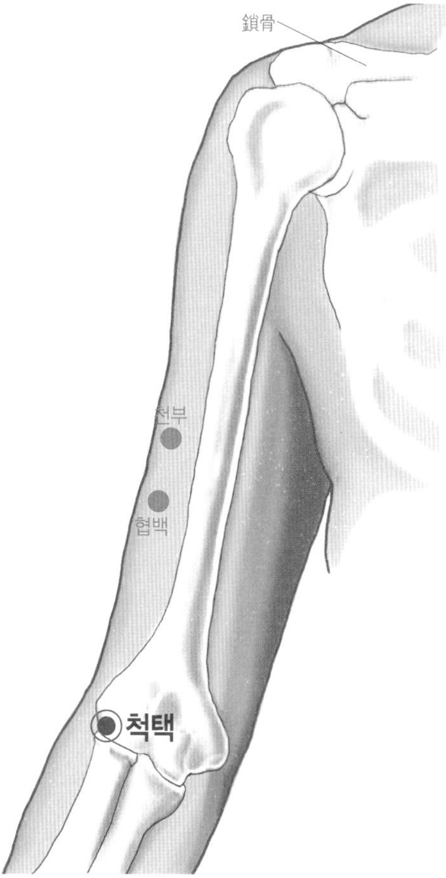

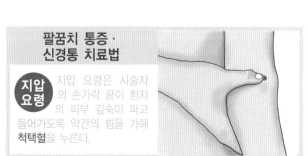

팔꿈치 통증 · 신경통 치료법

지압 요령 지압 요령은 시술자의 손가락 끝이 환자의 피부 깊숙이 파고 들어가도록 약간의 힘을 가해 **척택혈**을 누른다.

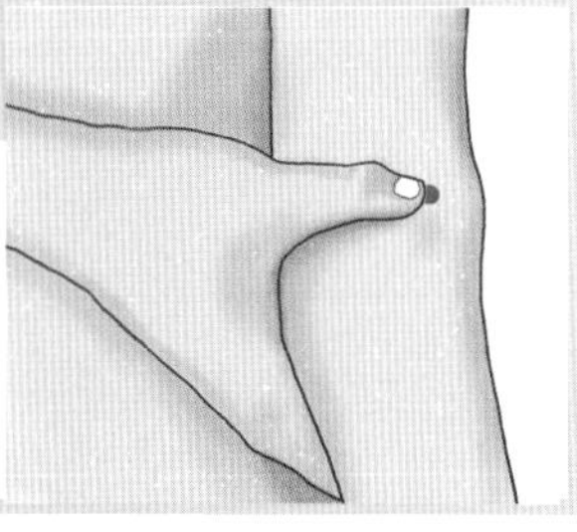

하렴(下廉)혈

효능 이 경혈은 천식, 늑막염, 기관지염, 뇌풍(腦風;목덜미와 등이 시리고 어지러우며 한쪽 머리가 몹시 아픈 증상), 두통, 만성 두통, 현기증, 치통, 치주염(齒周炎), 편도선염, 어깨 신경통, 팔꿈치와 팔이 아플 때, 방광염, 방광의 마비, 혈뇨(血尿), 폐결핵, 기관지염, 혈변(血便), 눈의 질환 등에 효과가 있다.

그 밖에 아랫배가 거북할 때, 복통, 소화불량, 복명(腹鳴;뱃속에서 소리가 나는 것), 젖앓이 등에도 특효가 있다.

혈자리 팔의 오금주름(곡지혈)에서 아래쪽으로 4촌 지점에 있다.

침구법 침은 5푼을 놓고 5번 숨쉴 동안 꽂아 두며, 뜸은 3장을 뜬다.〈동인〉

하렴혈 찾기

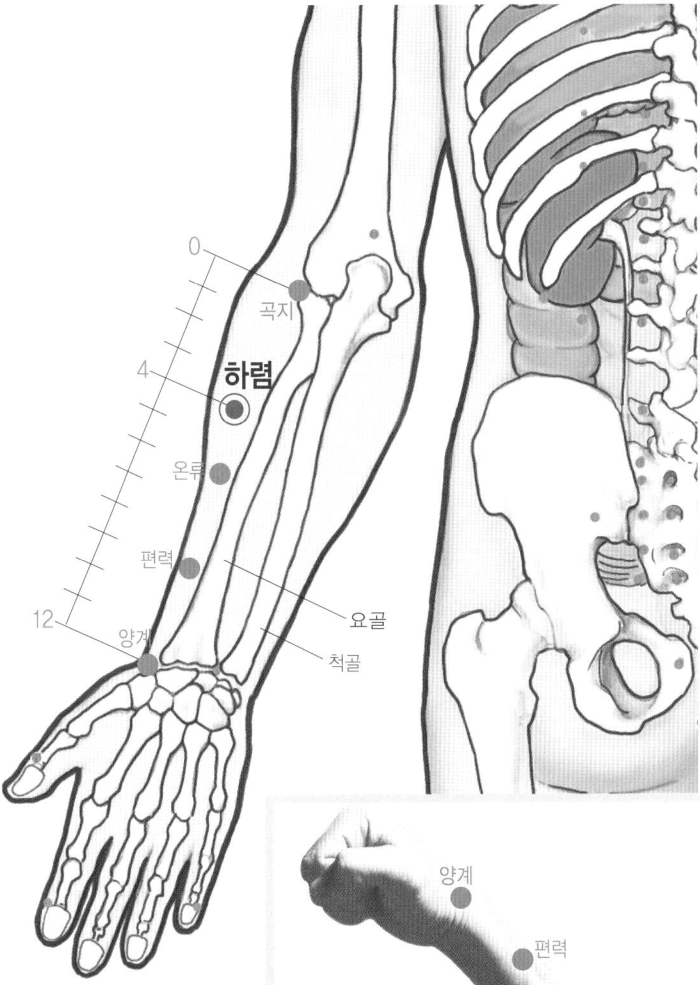

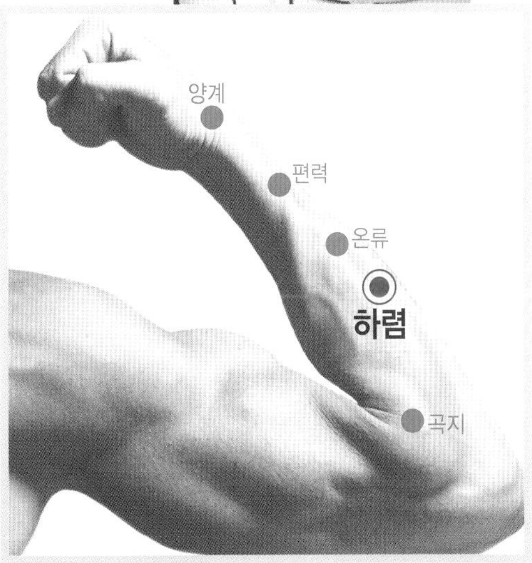

공최(孔最)혈

효능 이 경혈은 호흡이 조화롭지 못해서 생기는 결림이나 통증, 만성 기관지염, 흉막염, 늑막염, 천식, 기침, 폐렴 등의 폐 질환에 뛰어난 효과를 발휘한다.

그 밖에 객혈, 담, 목의 부종(浮腫;신체 조직의 틈 사이에 액체가 괴어 있는 것), 비색(鼻塞;코막힘), 두통, 인후염, 목이 쉬었을 때, 치질, 손가락 관절염, 팔꿈치 관절이 아플 때, 한불출(汗不出;열병에 땀이 나지 않는 것), 치통 등에도 효과를 발휘한다.

혈자리 손바닥 쪽 손목 주름(태연혈)에서 7촌 올라가 우묵한 가운데에 있다.

침구법 침은 3푼을 놓고, 뜸은 5장을 뜬다.〈동인〉

공최혈 찾기

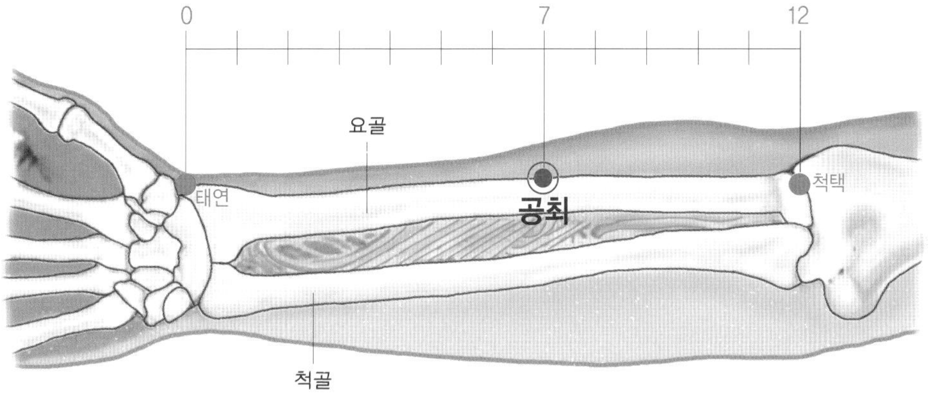

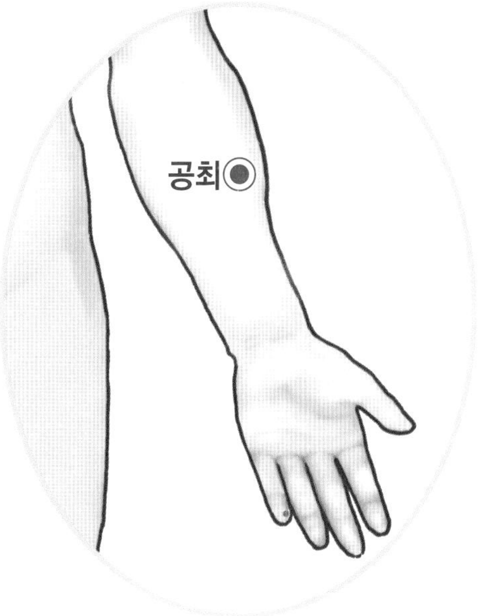

호흡기 증상과 치통 · 치질 치료법

지압 요령 손바닥을 위로 향하게 하고 **공최혈**을 누르면 통증이 느껴진다. 뜸은 한 번에 2~3개 뜬다.

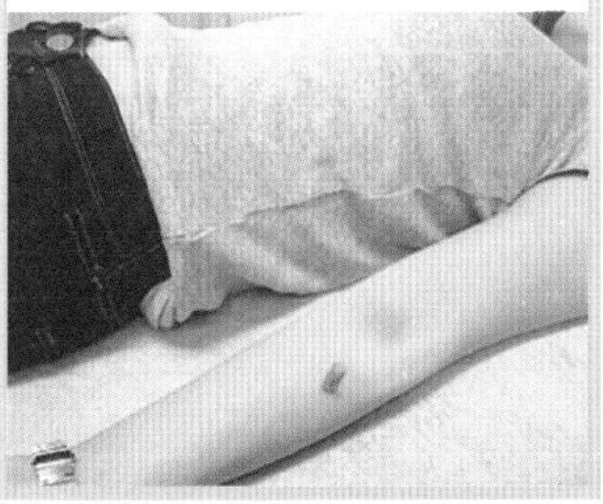

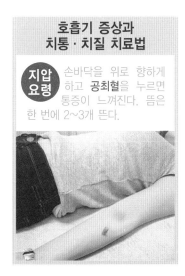

열결(列缺)혈

효능 이 경혈은 기침, 천식, 담, 만성기관지염, 해역(海域;기침을 하면 기운이 치밀어올라 숨이 차는 증상), 숨을 쉬면 목구멍에서 가래 끓는 소리가 날 때, 두통, 편두통, 인후염, 코의 질환, 호흡곤란 등에 효과가 있다.

그 밖에 얼굴 · 팔의 마비나 통증, 요골신경통(橈骨神經痛;엄지손가락 쪽이 아픈 것), 뾰루지, 두드러기, 중풍, 반신불수, 구안와사, 야뇨증, 학질, 기억력 감퇴, 손바닥이 화끈거리는 증상 등에도 잘 듣는다.

혈자리 손바닥 쪽 손목 주름(태연혈)에서 1.5촌 위쪽에 있다.

침구법 침은 2푼을 놓고 3번 숨쉴 동안 꽂아 두며, 사할 때는 5번 숨쉴 동안 꽂아 두고, 뜸은 7장을 뜬다.〈자생〉

열결혈 찾기

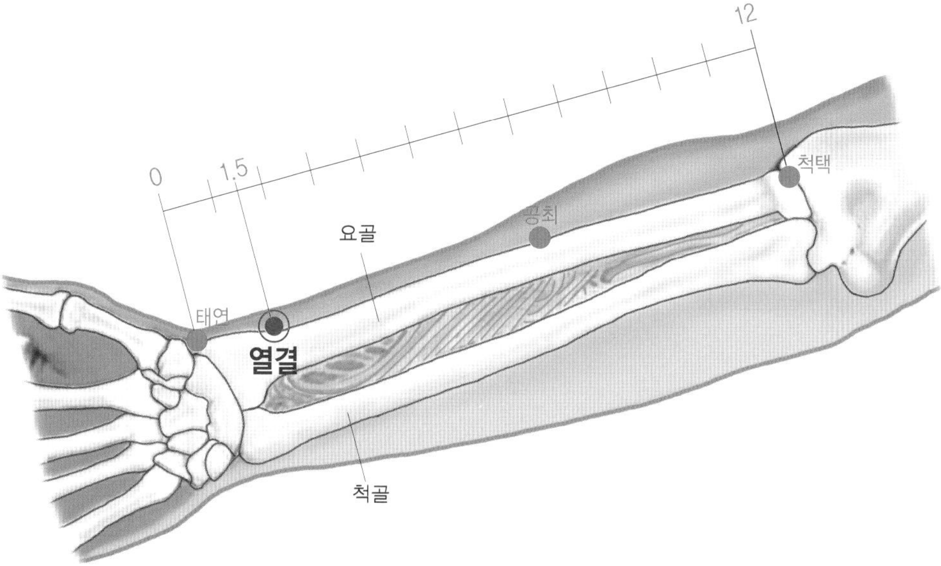

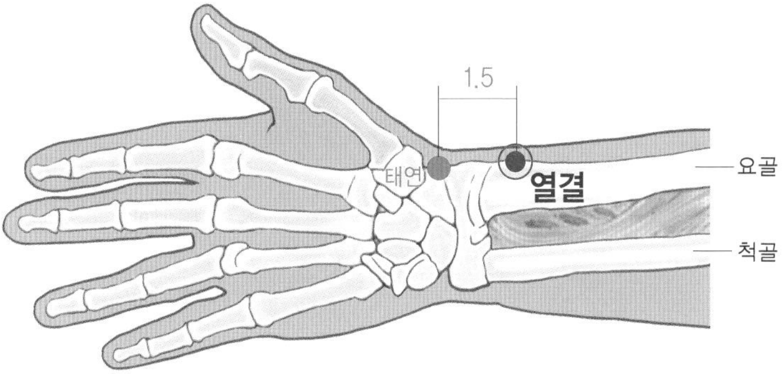

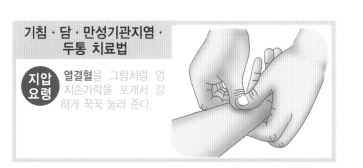

기침 · 담 · 만성기관지염 · 두통 치료법

지압 요령 **열결혈**을 그림처럼 엄지손가락을 포개서 강하게 꾹꾹 눌러 준다.

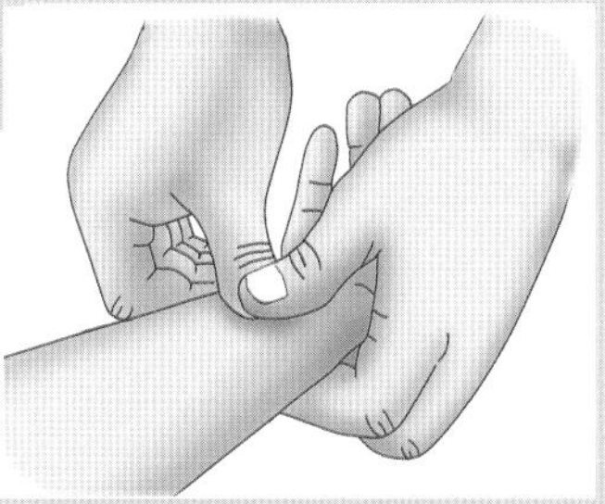

경거(經渠)혈

효능 이 경혈도 열결혈과 같이 기침, 천식, 담, 폐질환으로 인한 발열(發熱), 급만성 기관지염, 해역(海域; 기침을 하면 기운이 치밀어올라 숨이 차는 증상), 두통, 편두통, 인후병(咽喉病), 코의 질환, 호흡곤란 등에 효과가 있다.

그 밖에 얼굴 및 팔이 뻣뻣하거나 아플 때, 뾰루지, 중풍, 반신불수, 구안와사, 학질, 기억력 감퇴, 딸꾹질, 한불출(汗不出; 열병에 땀이 나지 않는 것), 손바닥이 화끈거리는 증상 등에도 잘 듣는다.

혈자리 손바닥 쪽 손목 주름(태연혈)에서 1촌 위쪽으로 요골동맥이 만져지는 우묵한 곳에 있다.

침구법 침은 2푼을 놓고 3번 숨쉴 동안 꽂아 두며, 뜸은 뜨지 말아야 한다.〈동인〉

경거혈 찾기

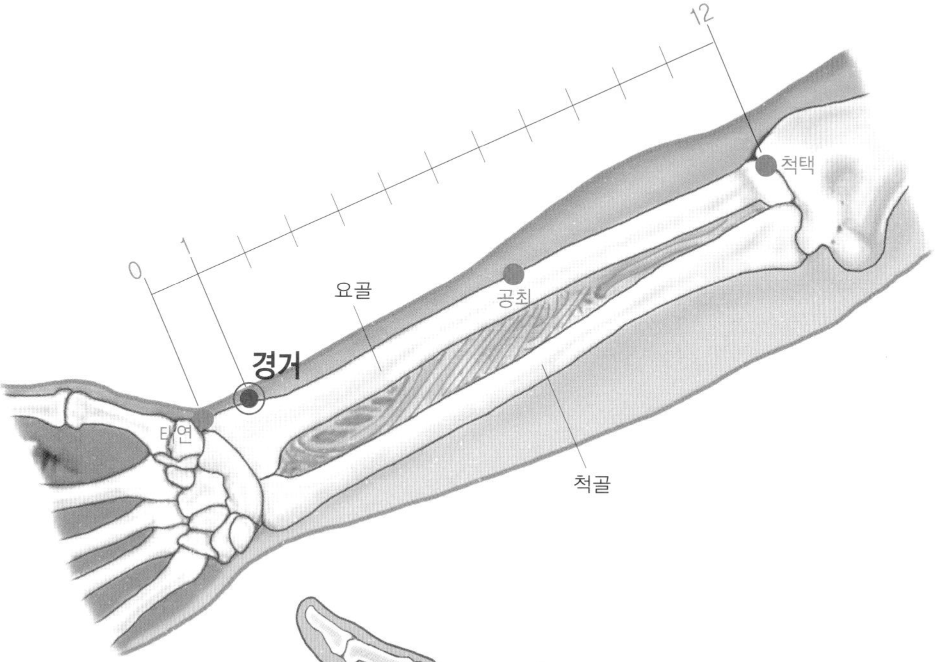

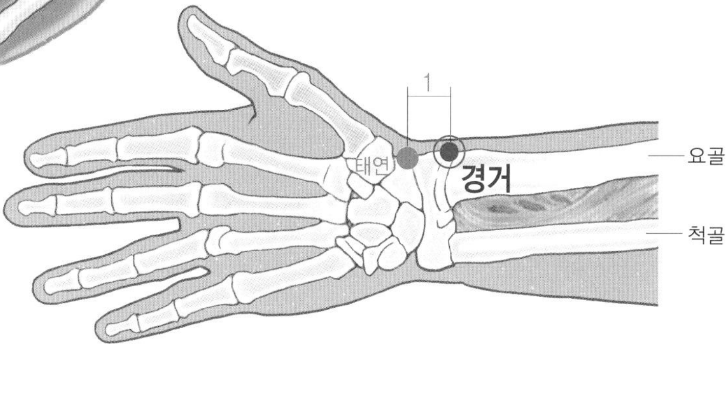

기침 · 담 · 만성기관지염 · 두통 치료법

지압 요령 열결혈과 같이 엄지손가락을 포개서 강하게 꾹꾹 눌러 준다.

여기서 재차 주의할 점은 뜸은 절대로 뜨지 말아야 한다. 뜸을 뜨면 정신을 상하기 때문이다.

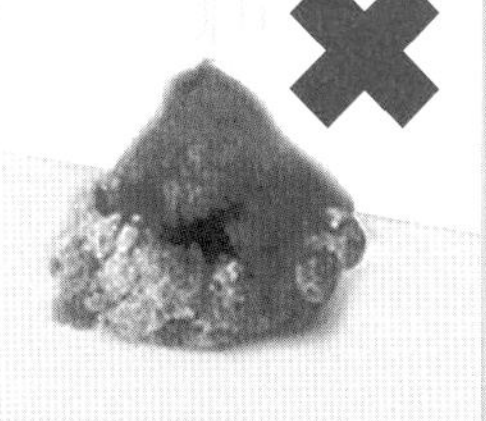

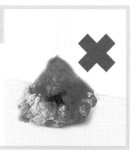

태연(太淵)혈

효능 이 경혈은 폐의 기능을 도와 줌으로써 기침, 천식, 담, 기관지염, 폐결핵, 백일해 등, 호흡기 계통 질환에 효과가 뛰어나다. 또 소화장애, 구토 등의 소화기계의 질환에도 이 경혈을 이용하면 효과를 거두기도 한다.

그 밖에 유행성 감기, 흉통(胸痛;가슴 통증), 가슴 신경통, 결막염, 객혈(喀血), 불면증, 손목관절염, 아래팔의 신경통, 맥이 잘 통하지 않을 때에도 잘 듣는다.

혈자리 손바닥 쪽, 손목 안쪽 주름살 끝부분의 오목한 곳에 있다.

침구법 침은 2푼을 놓는데, 침은 직각으로 손바닥 쪽에서 손등 쪽으로 찌른다.
뜸은 3장을 뜬다.〈동인〉

태연혈 찾기

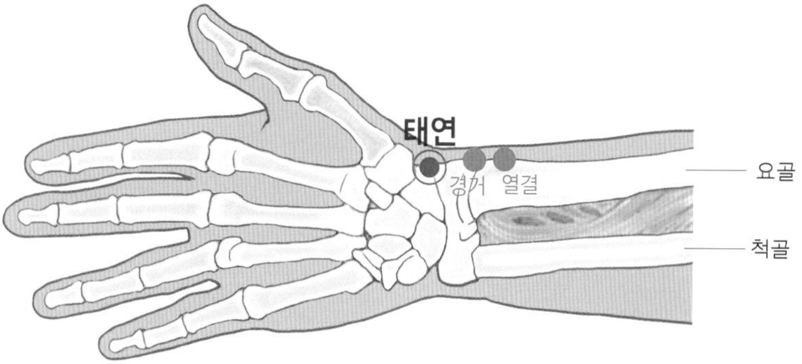

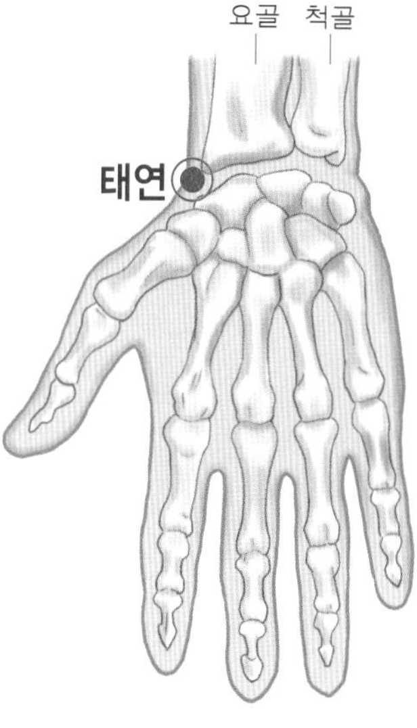

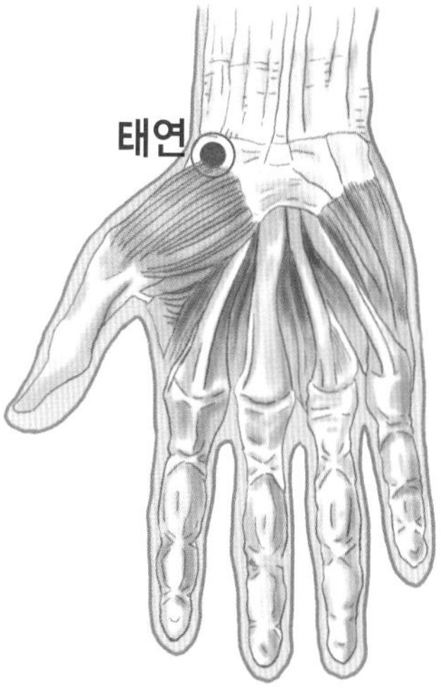

관절의 통증 · 호흡기계의 질환 치료법

지압 요령 지압 요령은, 시술자가 엄지손가락 관절을 직각으로 구부려 누르면서 돌리듯이 **태연혈**을 지압한다. 계속 환자의 엄지손가락에서 새끼손가락까지 차례대로 주무르면 더욱 효과가 있다.

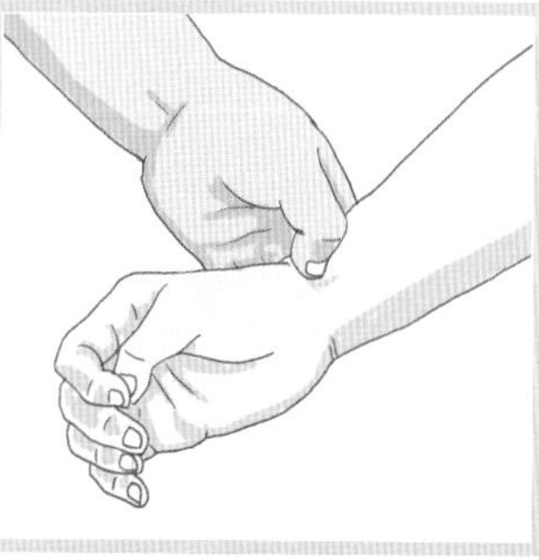

합곡(合谷)혈

효능 이 경혈은 응용 범위가 너무 광범위하고 폭넓게 효과를 거두는 매우 중요한 경혈이므로 일일이 열거하기가 힘들 정도이다.

두통, 복통, 생리통, 월경불순, 월경불통, 시력장애, 눈에 막이 끼였을 때, 눈이 충혈되고 아플 때, 코피, 귀앓이, 이명(耳鳴), 치통, 인후염, 중풍, 구안와사, 소아경풍(小兒驚風), 언어장애, 불면증, 신경쇠약, 어깨 신경통, 뾰루지, 습진, 두드러기, 풍진(風疹), 여드름, 주름살, 한불출(汗不出), 도한(盜汗;잠잘 때 나는 땀), 잇몸이 붓고 아플 때 등등, 몸 전체에 걸친 모든 증상에 효과가 있다는 말로 대신하겠다.

모든 급성 질환의 구급혈로 쓴다.

혈자리 엄지손가락과 집게손가락이 갈라진 뼈 사이 우묵한 곳에 있다.(그림 참조)

침구법 침은 3푼을 놓고 6번 숨쉴 동안 꽂아 두며, 뜸은 3장을 뜬다.

합곡혈 찾기

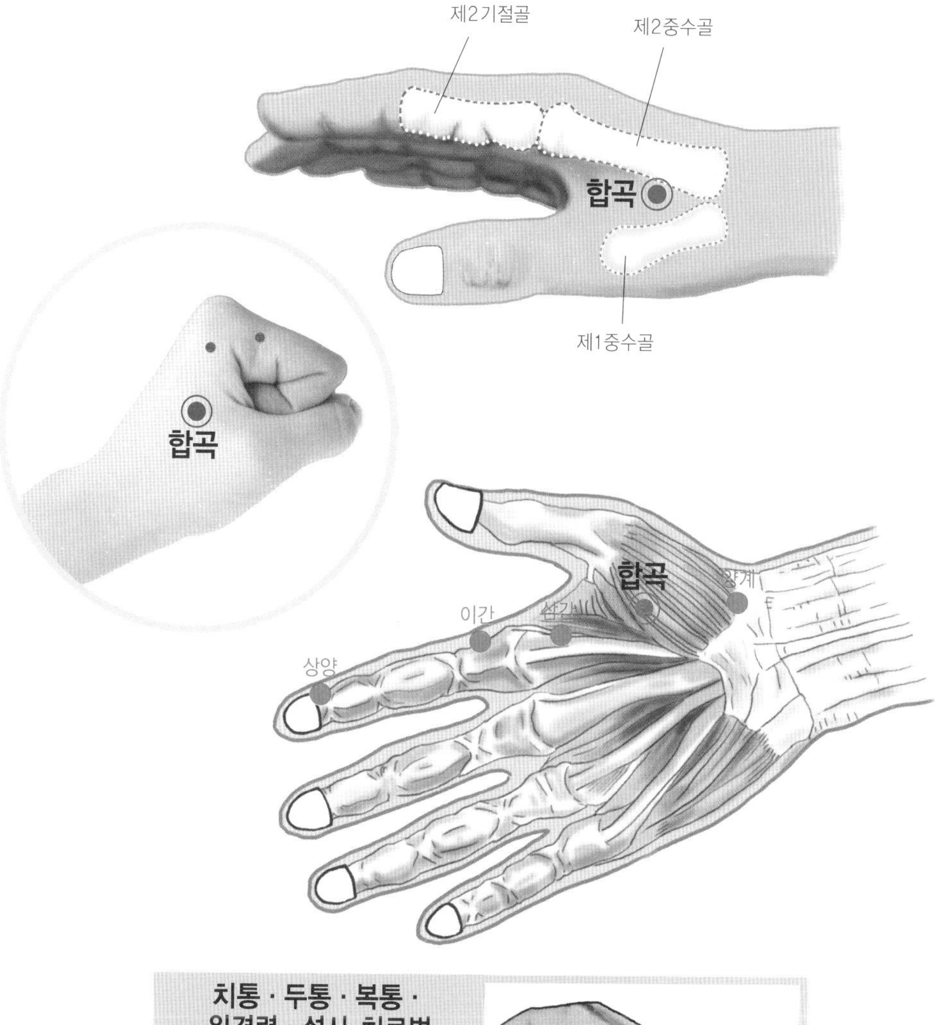

치통 · 두통 · 복통 · 위경련 · 설사 치료법

지압 요령 엄지손가락을 합곡혈에 대고 손을 쥐듯이 하며 기분 좋게 느껴지는 세기로 지압하면서 양손 각각 2~3분 정도 쥐었다 풀었다를 반복한다.

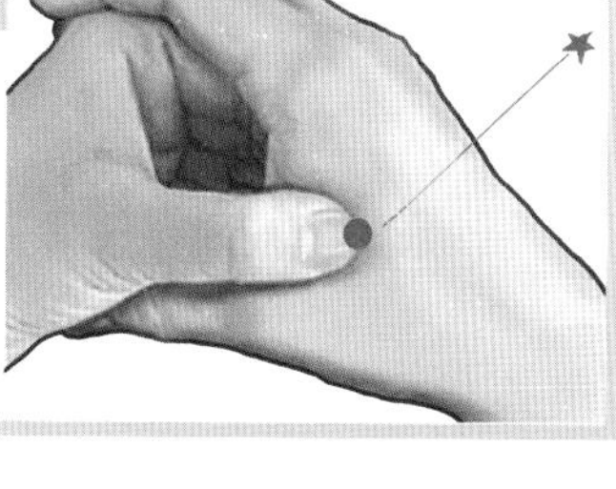

삼간(三間)혈

효능 이 경혈은 입술이 마르거나 천식 · 감기 · 두통 · 신열(身熱;병 때문에 오는 몸의 열) · 코피 · 치통(특히, 아랫니의 통증) 등에 효과가 있을 뿐만 아니라 장명(腸鳴;장에서 소리가 나는 것), 장통(腸痛;장의 통증)에도 특효가 있다.

그 밖에 편도선, 인후병(咽喉病;목구멍의 병), 어깨 및 등의 신경통, 손등이 부어오르고 아플 때, 호흡곤란, 학질, 설사, 과다수면증(過多睡眠症) 등에도 잘 듣는다.

혈자리 집게손가락 제2중수골 앞의 바깥쪽 우묵한 곳에 있다.(그림 참조)

침구법 침은 3푼을 놓고 3번 숨쉴 동안 꽂아 두며, 뜸은 3장을 뜬다.〈동인〉
취혈 요령은 주먹을 가볍게 쥐고 취혈한다.

삼간혈 찾기

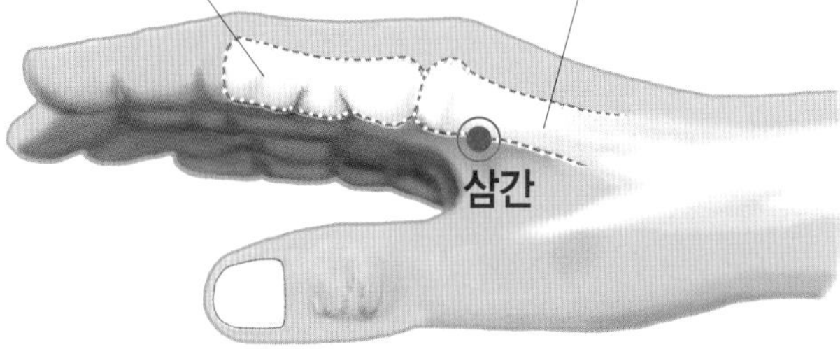

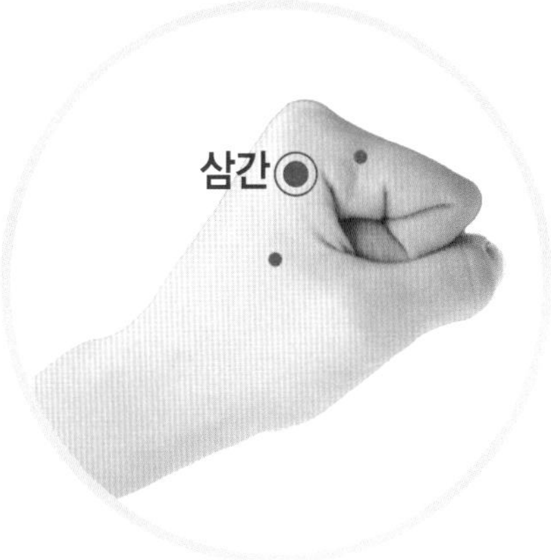

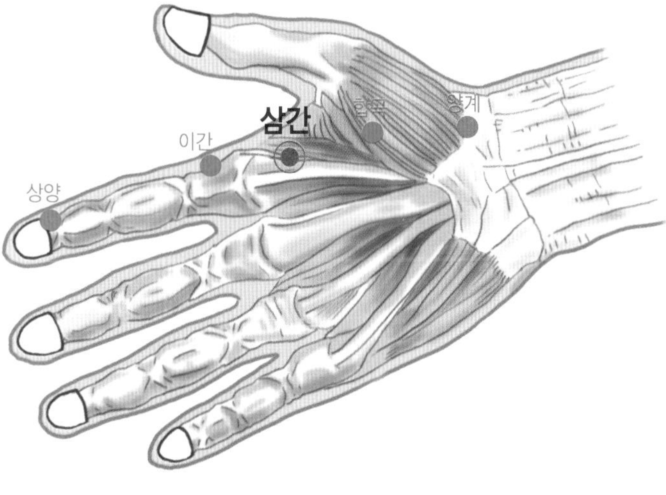

어제(魚際)혈

효능 이 경혈은 위장의 상태를 색으로 판단할 수 있는 기능이 있다. 위장이 탈이 나면 파란 줄기가 나타나고, 간장에 이상이 생겼을 때는 이 경혈이 빨갛게 변하며, 만성 질환에는 경맥이 검게 보인다.

심장과 관련된 질환인 심계항진(心悸亢進;가슴이 두근거림), 가슴이 답답할 때, 그리고 두통, 곽란(藿亂;토하고 설사하는 급성 위장병), 젖앓이, 객혈(喀血), 기침, 천식, 발열(發熱), 실어증(失語症), 편도선염, 여드름, 언어장애, 인후병(咽喉病;목구멍의 병) 등에 효과가 있다.

그 밖에 손발에 쥐가 날 때도 특효라고 한다.

혈자리 엄지손가락 첫째마디와 손목 사이 두툼한 곳에 있다.

침구법 침은 2푼을 놓고 3번 숨쉴 동안 꽂아 두며, 뜸은 뜨지 말아야 한다.〈입문〉

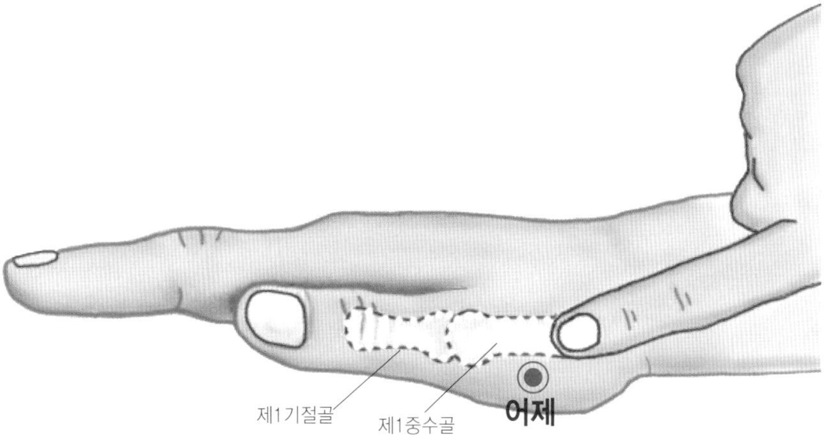

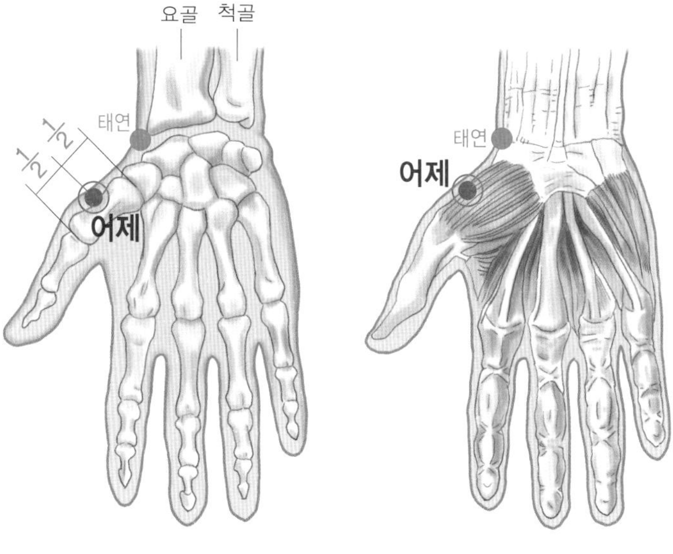

위장과 간장의 증상 치료법

지압 요령 지압 요령은 엄지로 **어제혈**을 4초간 누른 다음 4초간 쉰다. 왼손도 같은 요령으로 실시한다.

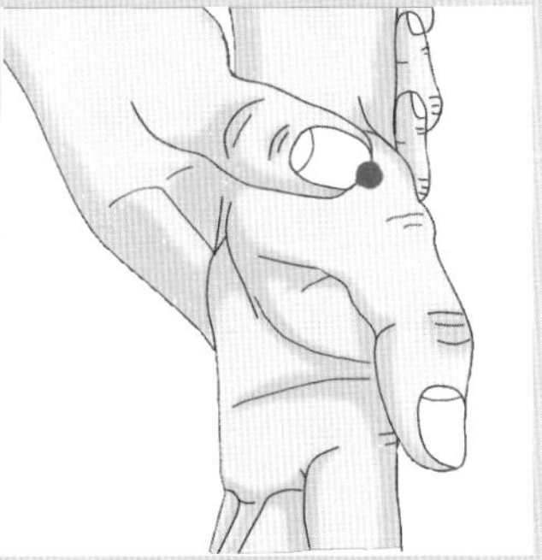

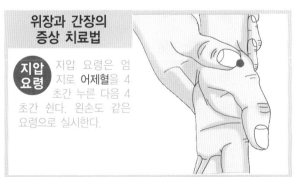

소상(少商)혈

효능 이 경혈은 중설(重舌;혀에 희고 푸른 물집을 이루는 종기), 급체, 급성 인후병(咽喉病;목구멍에 생기는 병), 목이 쉬었을 때, 편도선염, 구토, 기침, 발열(發熱), 폐렴, 손의 마비 등에 효과가 있다. 특히, 목 안이 붓고 막혀 물과 음식을 넘기지 못할 때 침을 놓으면 곧 낫는다.

그 밖에 중풍, 히스테리, 정신착란, 정신이상, 중서(中暑;더위를 먹어서 생기는 병으로, 열이 나고 속이 메스꺼우며 맥이 약하고 빨라지며 졸도하기도 함), 졸도, 코피, 황달, 볼거리, 젖앓이, 어린이의 만성 장염 등에도 잘 듣는다.

이 경혈은 갑자기 졸도를 하거나 중풍 등이 발생했을 때 하는 응급 처치의 혈이다.

혈자리 엄지손가락 안쪽 손톱의 모서리를 지나는 수직선과 손톱뿌리를 지나는 수평선이 만나는 지점에 있다.

침구법 침은 1푼을 놓고 3번 숨쉴 동안 꽂아 두며, 사할 때는 5번 숨쉴 동안 꽂고, 뜸은 뜨지 말아야 한다.〈동인〉
취혈 요령은 피를 빼서 여러 장기의 열을 없앤다.〈영추〉

소상혈 찾기

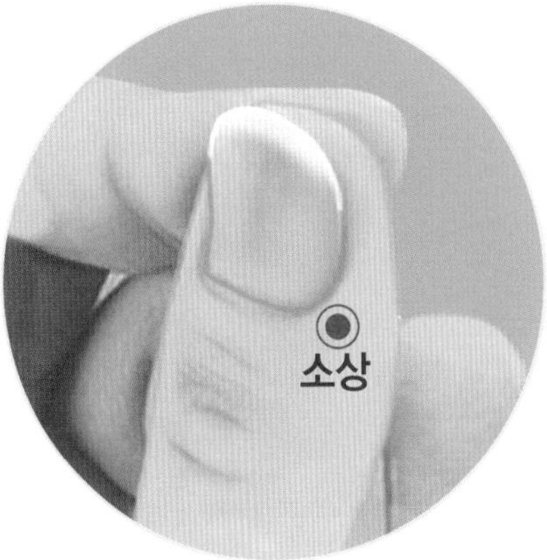

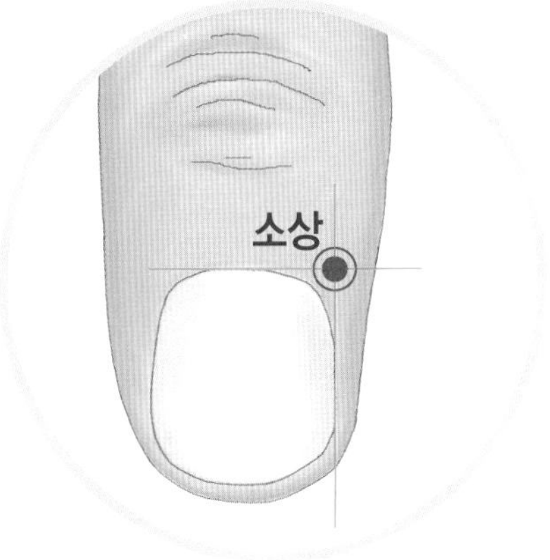

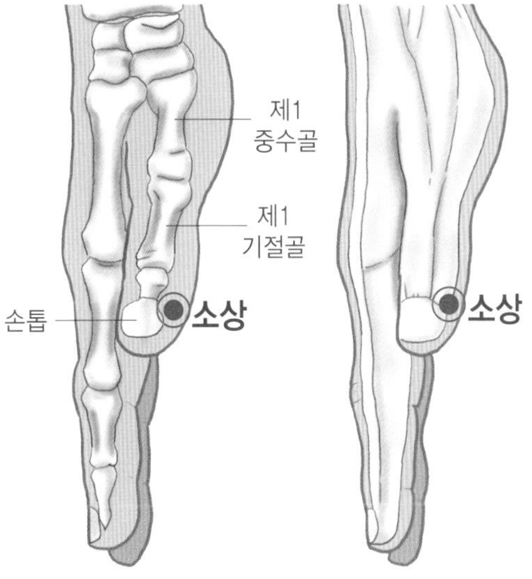

중풍 · 쇼크 등의 응급 처치 치료법

지압 요령 엄지손가락이나 둥근 물건 등으로 **소상혈**을 부드럽게 눌러주면 된다. 삼릉침(三稜鍼)으로 찔러 약간 피를 빼면 여러 장기에 몰린 열이 없어진다.

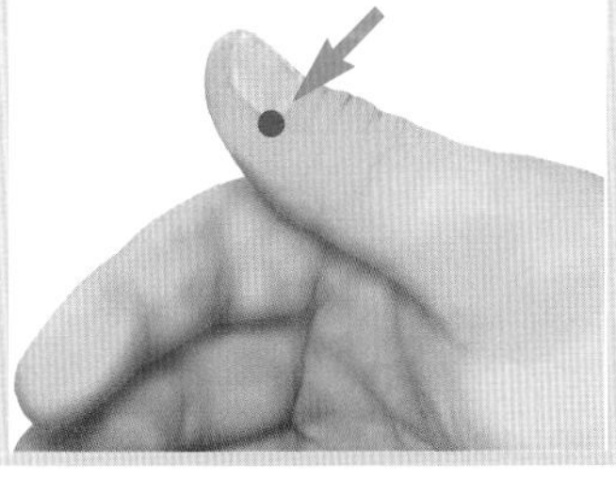

통리(通里)혈

효능 이 경혈은 팔이 아플 때, 혀가 굳어 말을 못할 때, 인후병, 두통, 신경성 심계항진(心悸亢進;심장의 고동이 높아지는 것), 협심통(狹心痛;심장에 갑자기 일어나는 심한 통증), 소아경풍, 현기증, 인후병, 기침, 천식, 편도선염, 중풍 등에 효과가 있다.

그 밖에도 정신병, 신경쇠약, 정신분열증, 히스테리성 실어증(失語症), 요실금, 월경과다, 자궁출혈 등에도 특효가 있다.

이 경혈은 지압이나 마사지를 해도 상당한 효과를 볼 수 있다.

혈자리 손바닥의 안쪽 손목 주름(신문혈)에서 몸 쪽으로 1촌 지점에 있다. 영도혈에서 손목 쪽으로 0.5촌.

침구법 침은 3푼을 놓고, 뜸은 3장을 뜬다.〈동인〉 취혈 요령은 손바닥을 위로 하여 침혈을 잡는다.

통리혈 찾기

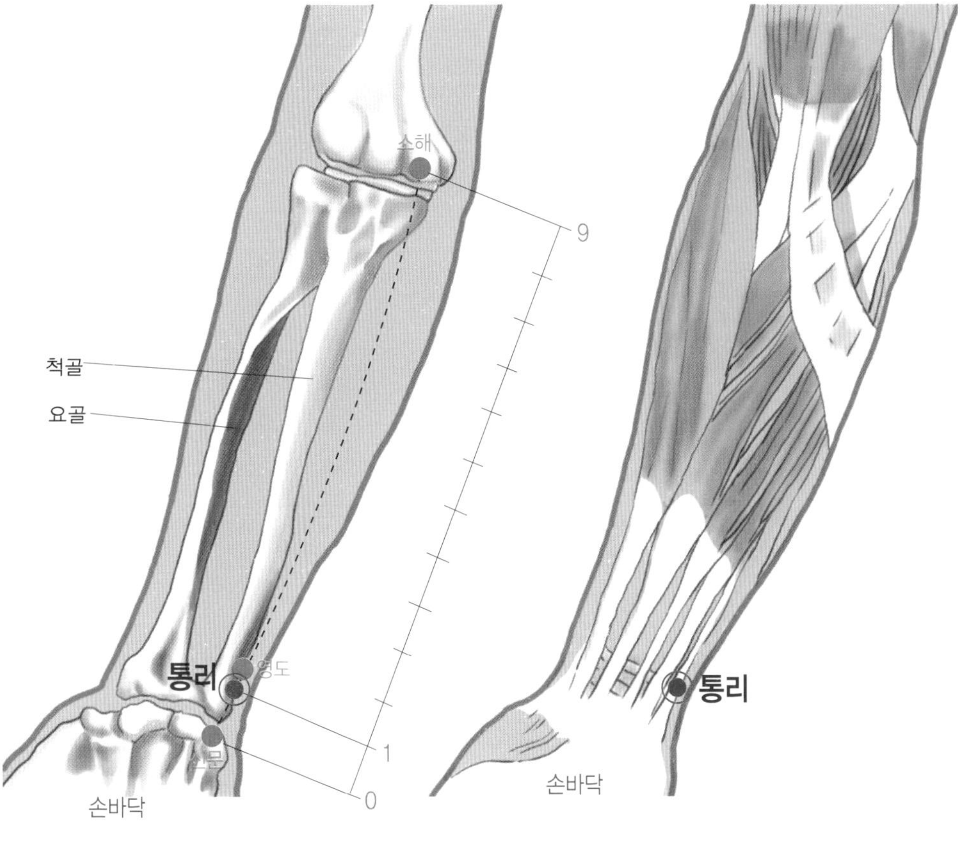

소택(少澤)혈

효능 이 경혈은 두통, 인후병(咽喉病), 즉 인후염과 편도선염, 목과 혀의 경직, 설염(舌炎), 심장마비, 유즙부족, 젖앓이, 코피, 기침, 중풍, 아래팔의 신경통, 손가락이 저리고 감각이 없을 때, 추웠다 더웠다 하면서 땀이 나지 않을 때, 열병(熱病), 인사불성 등에 효과가 있다.

그 밖에 눈의 질환, 특히 백내장, 녹내장, 각막백반증 등에도 특효가 있다.

어린이의 급성 간질과 뇌일혈 때의 구급처치 혈로, 소택혈의 피를 뺀다.

혈자리 새끼손가락의 바깥쪽 손톱의 모서리를 지나는 수직선과 손톱뿌리를 지나는 수평선이 만나는 지점에 있다.

침구법 침은 1푼을 놓고, 2번 숨쉴 동안 꽂아 두며, 뜸은 3장을 뜬다.〈동인〉

소택혈 찾기

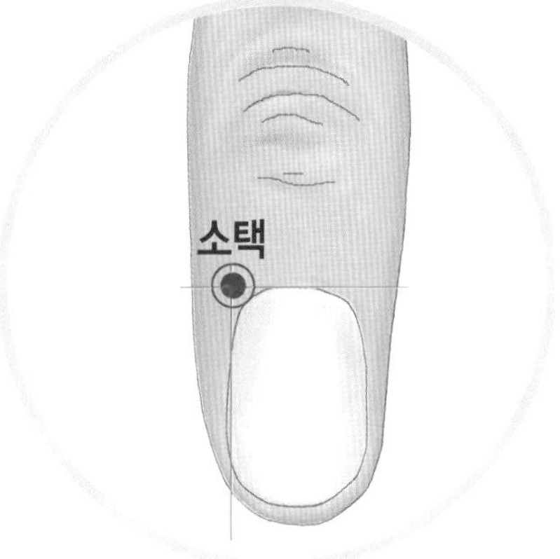

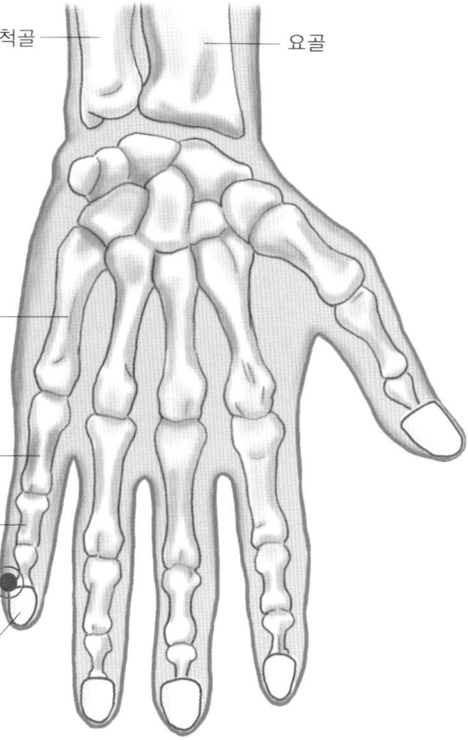

백내장 · 녹내장 · 반신불수 치료법

지압 요령 왼쪽의 반신불수나 마비 · 저림에는 왼쪽 소택혈을, 오른쪽 반신불수나 마비 · 저림에는 오른쪽 **소택혈**을 지압한다. 엄지 · 집게손가락으로 꾹꾹 눌러준다.

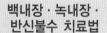

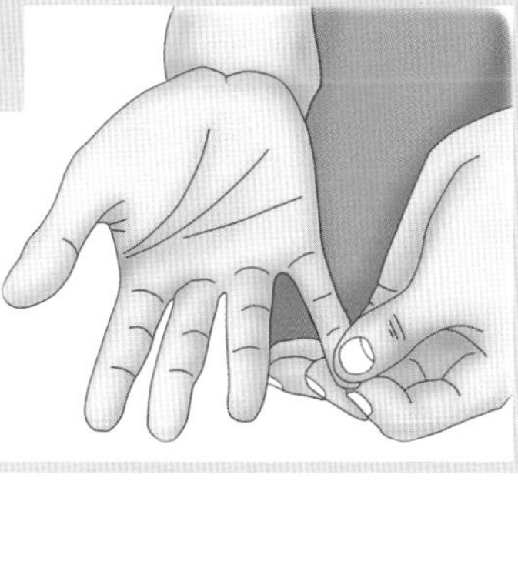

족규음(足竅陰)혈

효능 이 경혈은 심장 질환, 구강염(口腔炎), 인후병(咽喉病), 뇌빈혈, 가슴이 아플 때, 늑간신경통, 고혈압, 기침, 천식, 해소, 객혈(喀血) 등에 효과가 있다.

그 밖에 두통, 현기증, 눈이 충혈되고 아플 때, 결막염, 수족번열(手足煩熱;손바닥과 발바닥이 달아오르는 병), 열병(熱病), 이명(耳鳴), 청각상실, 담석통, 꿈을 많이 꿀 때에도 특효가 있다.

혈자리 네번째발가락의 바깥쪽 발톱 모서리의 수직선과 발톱 뿌리의 수평선이 만나는 곳에 있다.

침구법 침은 1푼을 놓고 3번 숨쉴 동안 꽂아 두며, 뜸은 3장을 뜬다.〈동인〉

족규음혈 찾기

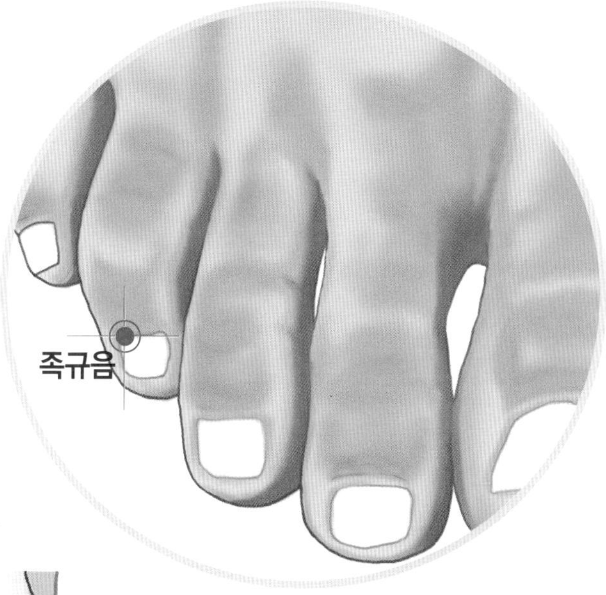
족규음

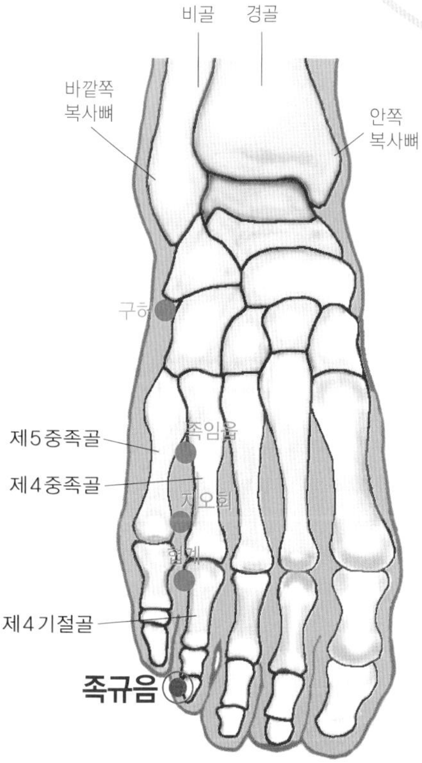
비골
경골
바깥쪽
복사뼈
안쪽
복사뼈
구허
제5중족골
족임읍
제4중족골
지오회
협계
제4기절골
족규음

경혈 이름 찾아보기

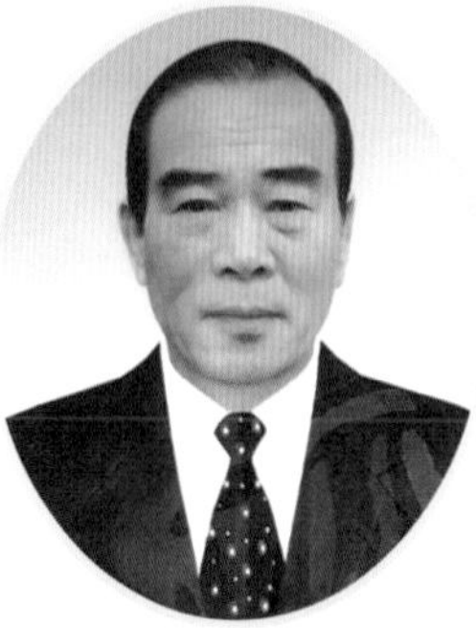

저자 조성훈

저자는 1970년부터 82세가 된 현재까지 50여 년 동안 지압을 통해, 병원에서도 치료가 되지 않거나 병원을 가까이 가지 못하는 어려운 지역사회 주민들이 받는 육체적 고통을 덜어줌으로써 사회에 봉사하는 삶을 살고 있다.

● 경력 및 자격

1970년 지압을 본격적으로 지역사회에 전파하기 시작
1999년 (사)한국사회체육진흥회 활기도중앙연합회 공인 5단(사범) 자격 획득
1999년 (사)한국사회체육진흥회 스포츠마사지연합회 스포츠마사지 2급 자격 획득
1999년 한국카이로프락틱협회 카이로프락틱 2급 자격 획득
2022년 현재 경혈 지압을 통한 코로나 극복 연구 활동중

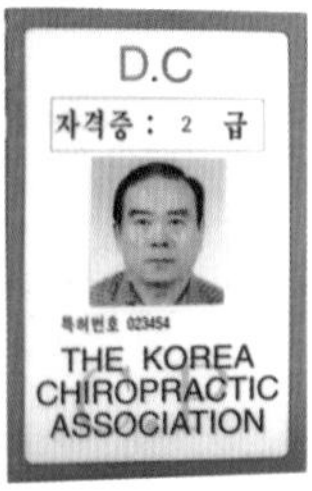

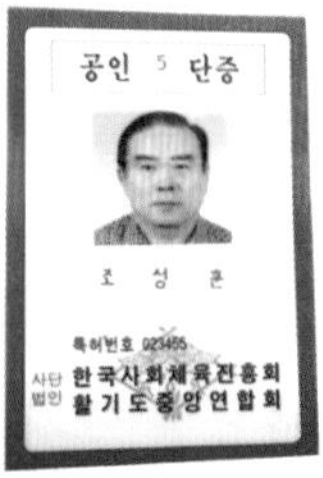

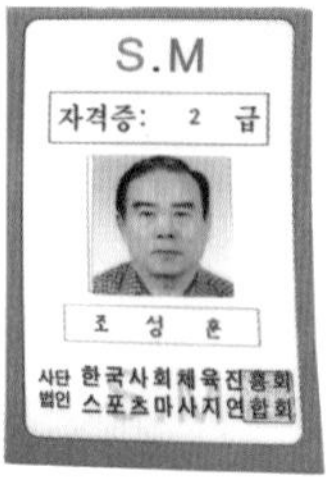

코로나19를 예방하는 경혈 지압

지은이 | 조성훈
펴낸곳 | 도서출판 지식서관
펴낸이 | 이홍식
등록번호 | 1990. 11. 21 제96호
주소 | 경기도 고양시 덕양구 고양동 31-38
전화 | 031)969-9311 팩스 | 031)969-9313
e-mail | jisiksa@hanmail.net

초판 1쇄 발행일 | 2022년 2월 10일